Thierry ROBIN

LE JEÛNE INTERMITTENT

La méthode pour manger mieux manger moins

OMNIA VERITAS

Thierry Robin

Le jeûne intermittent

*La méthode pour manger mieux
manger moins*

© Omnia Veritas Ltd – Thierry Robin – 2019

Publié par
Omnia Veritas LTD

ℴMNIA VERITAS.

www.omnia-veritas.com

Un grand MERCI à toutes les personnes qui m'ont aidé et conseillé, plus particulièrement à Childéric sans qui ce guide serait encore au fond d'un tiroir et à ma master team « esprit libre » pour leur soutien, leur patience et leur bienveillance.

Et à tous ceux qui continueront d'être présents à mes côtés à l'avenir.

UN MOT SUR L'AUTEUR

Attiré par tout ce qui se rapporte à l'énergie et au bien-être, Thierry Robin a d'abord commencé par être magnétiseur, activité qu'il pratique maintenant depuis plus de vingt ans. Praticien de reiki et énergéticien depuis de nombreuses années, il a naturellement commencé à s'intéresser à tout ce qui se rapporte à l'alimentation, et au bien-être qui y est attaché.

Ce guide est le premier livre qu'il écrit. Thierry Robin a adopté le jeûne depuis maintenant huit ans, et il résume ici différentes méthodes qu'il a pu tester au cours de ses expériences et qu'il a choisi de présenter en vue d'aider les gens à aller vers un mieux-être, à travers le *Fasting* et différentes autres pratiques, en évitant au maximum les contraintes pour le corps autant que pour l'esprit.

Comment j'en suis arrivé à écrire ce guide ?

Pour comprendre comment j'en suis arrivé à écrire ce guide et mon intérêt pour cette méthode qu'est le *Fasting*, il peut être intéressant de revenir sur mon expérience personnelle.

Tout d'abord, cela fait maintenant huit ans que j'ai intégré le jeûne dans ma vie, mais je n'ai cependant pas commencé directement par le jeûne intermittent. À ce moment-là, j'étais en surpoids de plus de 20kg, sans forcément faire grand-chose pour y remédier. Mais je suis tombé un jour, un peu par hasard, sur un article qui parlait des travaux de scientifiques Russes et Suisses sur la possibilité de guérison du cancer et autres maladies chroniques. Cet article avait piqué ma curiosité, et j'ai donc voulu approfondir la chose. Il y était question d'auto régénération du corps, à partir du moment où on le laissait tranquille et que l'on ne l'encombrait pas d'aliments ou de médicaments. Il y était également question de la perte de poids. Le jeûne étant la méthode la plus simple et la plus rapide, j'ai alors décidé de la tenter.

Pour cette première expérience, j'ai fait appel à un spécialiste du jeûne, Éric Gandon, un naturopathe qui se propose d'encadrer les gens personnellement tout au long de leur période de jeûne. Après 1 mois de préparation alimentaire, j'ai fait un jeûne de 7 jours, toujours accompagné quotidiennement par ce professionnel. Au terme de cette semaine, le bilan fut sans appel : 7kg perdus en 7 jours. Par ailleurs, j'ai clairement pu constater un bien-être général, ainsi que certaines réactions physiques, tels que des ongles plus durs, le rythme cardiaque moins rapide, les rides se faisaient plus discrètes.

Le problème du jeûne est qu'il ne règle pas la question de l'appétit et du « coup de fourchette », si bien que le poids est revenu petit à petit pour retourner au point de départ. Le bilan de cette première expérience était donc un bien-être général pendant le jeûne, mais la reprise d'alimentation était à la fois une délivrance pour le corps mais un supplice pour le moral, tous ces efforts pour rien en fin de compte. Ce n'était donc pas vers cela qu'il fallait aller, car les bénéfices n'étaient que ponctuels. Il fallait trouver un système qui comblerait à la fois le corps et l'esprit.

Après quelques recherches, je suis tombé sur quelque chose qui me semblait idéal : le *prânisme*. Cet extrême consiste à définitivement arrêter de manger et de boire, et si je pouvais me passer de nourriture, je n'aurais plus de soucis de reprise d'alimentation comme ça avait été le cas avec le jeûne classique.

J'ai donc rejoint une communauté de prâniques à la campagne et j'y ai fait un stage de 21 jours, au terme duquel je devrais pouvoir me passer définitivement de nourriture. Le stage s'est bien déroulé, mais j'ai constaté en discutant avec les participants sur place que de nombreuses personnes qui avaient opté pour le prânisme avaient finalement repris l'alimentation au bout d'un moment, et cela me laissait perplexe. Pourquoi quelqu'un qui arrive à se passer complètement de nourriture ressentirait-il le besoin de se remettre à manger ?

J'ai eu la réponse à cette question à la fin du stage, lorsque je suis retourné chez moi. Deux éléments sont entrés en jeu auxquels je n'avais pas pensé. Le premier était le lieu en lui-même : je n'étais plus dans le même environnement, dans le calme et la sérénité de la campagne avec des personnes bienveillantes pour la nature humaine et l'environnement, j'étais retourné vers le bruit et le stress environnant. Mon lieu de vie n'était donc plus adapté à ce genre de pratique. Mais le deuxième élément, et le plus important, qui a favorisé la reprise de l'alimentation a été le regard des autres. Au sein de la communauté, tout le monde était dans ce même état d'esprit, et personne ne jugeait qui que ce soit des efforts pour arrêter de manger.

Mais ce n'était plus le cas dans mon environnement habituel, la famille, les amis, tous les proches portaient un regard interrogateur, voire inquiet, lorsqu'ils voyaient que je ne mangeais plus. À leurs yeux, j'étais malade, presque fou, d'avoir ne serait-ce qu'envisagé d'arrêter définitivement de manger.

C'est cette pression de l'entourage qui a fait du *prânisme* un deuxième coup d'épée dans l'eau. J'ai donc à nouveau repris l'alimentation même si je n'en avais pas vraiment envie. Néanmoins, cette expérience a permis deux choses. La première a été de confirmer les bienfaits du jeûne sur le corps et l'esprit, et de renforcer ma conviction sur ses bienfaits, la deuxième a été de pouvoir stabiliser mon poids, si bien que je n'ai presque pas repris de poids après la reprise d'alimentation.

C'est en continuant mes recherches que je suis finalement tombé sur le jeûne intermittent, et l'idée m'a séduit. J'ai donc laissé passer l'été pour pouvoir profiter des barbecues et autres apéritifs, ce qui m'a fait reprendre quelques kilos au passage, et je me suis lancé. J'ai commencé avec la méthode 16/8, et j'ai perdu près de 6 kilos en 1 mois. Avec ce nouveau système, je ne ressentais pas la faim, je pouvais toujours prendre plaisir à préparer à manger.

J'ai très vite compris que ce n'était qu'une simple habitude à prendre. J'ai pu stabiliser mon poids en 3 semaines environ, et je me suis rapidement habitué à sauter le petit-déjeuner, sauf pendant les voyages pour goûter aux petits-déjeuners continentaux des hôtels. Lorsque c'était le cas, je me contentais de sauter le repas du soir en contrepartie. Je n'ai pour ma part ressenti aucune difficulté avec le *Fasting*, que ce soit avec le protocole 16/8 ou bien le 20/4 que j'ai adopté peu après. Pour le *Fasting* 20/4, que je pratique désormais, je peux alterner la prise de nourriture entre le matin et le soir en toute liberté. Le 20/4 est bien plus efficace pour moi. Il y a moins de travail digestif, et cela me procure un gain d'énergie pour le corps, et une plus grande clarté pour l'esprit. Par ailleurs, il y a moins de toxines et de produits chimiques avalés, et surtout aucun surplus d'aliments que le corps pourrait stocker. C'est la méthode qui au final me convient le mieux et que j'ai adopté depuis près de deux ans.

Au final, la seule « difficulté » que j'ai pu expérimenter a été l'incompréhension de ce nouveau bien-être, de ce regain d'énergie et de ce sentiment de nettoyage et d'allègement mental et physique. Le jeûne m'a au final tellement apporté, et cette méthode en particulier, que j'ai voulu la diffuser à travers un guide pour que des personnes qui hésiteraient encore puissent se lancer et reprendre en main leur santé et leur bien-être personnel.

AVERTISSEMENT

Les informations contenues dans ce document sont présentées ici à titre informatif et ne remplacent pas les conseils médicaux d'un professionnel de la santé. Demandez toujours l'avis d'un médecin ou autre professionnel de la santé pour toute question relative à l'information obtenue et sur tout état pathologique qui pourrait s'appliquer à vous-même ou à quelqu'un d'autre. N'ignorez jamais un avis médical et ne tardez pas à obtenir l'avis d'un professionnel de la santé en raison d'une information lue dans ce document.

Consultez toujours votre médecin ou un autre professionnel de la santé avant d'entreprendre un nouveau traitement, régime ou programme d'entraînement physique. Les informations contenues dans ce livre ne sont pas exhaustives et ne peuvent tenir compte de toutes les maladies, affections ou conditions physiques, ni de leurs traitements. L'auteur ne saurait être tenu responsable de la mauvaise utilisation des informations présentées ici, ni de conséquences fâcheuses dues à leur usage sans avis médical préalable.

INTRODUCTION

Tout d'abord bravo, vous avez décidé de prendre en main la gestion de votre poids et par la même occasion de votre santé. La base de la méthode a déjà aidé des milliers de personnes dans le monde à obtenir un poids stable, et son efficacité a d'ailleurs été démontrée par plusieurs études scientifiques. Le jeûne intermittent, ou *Fasting*, est différent. Ce n'est pas un régime mais un mode de vie, avec des règles simples qui s'adaptent à votre quotidien, à vos envies et à vos obligations. Nous allons voir, semaine après semaine, comment gagner du temps, de l'argent, une bonne santé, une énergie nouvelle, un moral au beau fixe et, bien-sûr, une nouvelle silhouette. Je propose ici la manière la plus efficace avec seulement 2 protocoles. Un programme de quatre semaines est proposé pour mettre en place de nouvelles habitudes. Ce sont des techniques mentales et physiques pour donner plus de conscience à votre vie. Mais les seuls juges resteront tout de même votre ressenti, votre plaisir et votre bien-être personnel. Vous pourrez ainsi utiliser l'un ou l'autre des protocoles, ou même combiner les deux si vous le souhaitez.

Des répétitions seront présentes dans ce guide, elles vous permettront de mieux ancrer mentalement les techniques et le rythme des journées type.

Je vous invite à les lire même si cela peut paraître fastidieux ou inutile.

QU'EST-CE QUE LE JEÛNE INTERMITTENT, OU *FASTING* ?

L e principe du *Fasting* est simple. Plutôt que de faire un jeûne traditionnel (ne rien manger de toute la journée), il consiste à diviser la journée en alternant une période d'alimentation normale avec une période de jeûne hydrique (où seule une boisson sans sucre sera conseillée).

Il faut bien comprendre que ce n'est pas un régime mais plutôt une nouvelle façon de se nourrir, d'apporter à son corps uniquement ce dont il a besoin. Le *Fasting* est un moyen très facile à mettre en place et permet la programmation de nouveaux schémas alimentaires pour la perte de poids.

Voici quelques bénéfices du Fasting :

- Un niveau d'énergie plus stable
- Une disparition des fringales
- Une augmentation de la sécrétion de l'hormone de croissance (aussi appelée « hormone brûle-graisse »)
- Une amélioration de l'humeur
- Une perte de poids durable
- Un ralentissement du vieillissement cellulaire
- Une réduction des maladies cardiaques
- Une amélioration de la qualité de vie...

D'où vient le Fasting ?

Il a été popularisé par le Suédois Martin Berkhan avec la méthode *Leangains*, un jeûne intermittent adapté à la pratique de la musculation.

Quel est le principe ?

En jeûnant une partie de la journée, on réduit le nombre de calories consommées chaque jour. Une fois que le corps a épuisé ses réserves de glucose, il va puiser l'énergie nécessaire dans les cellules graisseuses. On n'impose pas de privation importante à l'organisme puisque l'on mange tous les jours, ce dernier n'a donc pas besoin de stocker.

Pour fonctionner, notre corps a besoin d'énergie, qu'il va puiser dans notre alimentation. Lorsque vous mangez, vous apportez ainsi de l'énergie à votre corps. Cette énergie va être utilisée immédiatement si vous êtes en train de faire une activité physique, le corps brûlant en priorité ce qui est disponible dans le sang. Mais si vous êtes inactif, assis à un bureau par exemple, ou que vous mangez plus que nécessaire, une partie de cette énergie doit être stockée pour être utilisée plus tard.

Nous avons deux types de réserves : le sucre et la graisse.

Les réserves de sucre représentent une source d'énergie rapide qu'il est facile d'utiliser, tout particulièrement si vous faites un effort intense.

Ce que l'on va appeler « sucre » dans ce guide regroupe tous les glucides. Cela inclut donc les aliments sucrés au goût, mais aussi les féculents, ces sucres dits « lents » car ils restent plus longtemps dans le corps (pâtes, pain, céréales...). Tous ces aliments, une fois ingérés, finissent par se transformer en glucose dans le corps. Ce dernier va alors soit utiliser ce glucose directement, au cours d'un effort physique par exemple, soit le stocker et le transformer ensuite en graisse.

Cette réserve de sucre est facilement accessible, mais elle possède un inconvénient : elle n'est pas très importante et donc rapidement utilisée.

Lorsque la réserve de sucre est épuisée, on fait alors appel à la deuxième réserve : la graisse.

Ces réserves de graisse sont réparties sur l'ensemble du corps, que ce soit sous la peau, entre les organes ou bien dans les muscles. À la différence des réserves de sucres, elles sont plus difficiles à mobiliser, mais ont l'avantage d'être illimitées. Elles représentent en moyenne 15% de la masse chez un homme, et 25% chez une femme.

Alors que le sucre s'épuise en moins d'une journée, il faut des semaines pour venir à bout de notre graisse.

Les réserves de sucre sont petites et donc rapidement pleines. Lorsque cela arrive, le corps n'a pas le choix : il doit transformer le sucre non utilisé en graisse et le stocker.

Pour y parvenir, il fait appel à une hormone qui est à la base de notre prise de poids et de notre système de stockage : l'insuline.

Cette hormone est produite par le pancréas dès que nous mangeons. Son rôle est de réduire le sucre présent dans le sang, en le transformant en graisse et en le stockant si besoin. C'est donc l'insuline qui est à la base de la production des cellules graisseuses.

Tant qu'il y a de l'insuline dans le sang, on stocke...

Il est donc important de comprendre que manger du gras ne stimule pas du tout l'insuline : c'est surtout le sucre qui en stimule la production.

Vous pensiez peut-être qu'il fallait éviter le gras alors qu'il s'agit surtout d'un problème de sucre, qui va déclencher le stockage par le biais de l'insuline.

Comment Réguler ?

Tant que l'insuline reste élevée, l'organisme va rester en mode stockage.

Pour éviter cet effet négatif et perdre sans reprendre, il va falloir sortir de ce mode stockage.

La solution va être de créer un déficit (donc manger moins), mais sans impacter notre métabolisme.

Le métabolisme est l'ensemble des réactions physico-chimiques à la base des différentes fonctions de l'organisme et du maintien de son équilibre. Le métabolisme apporte l'énergie à chaque cellule de l'organisme et permet le bon fonctionnement des activités cellulaires.

Alors qu'un régime va simplement réduire ce que vous mangez, le *Fasting* va aller plus loin en vous sortant du mode stockage... grâce à vos hormones.

Le *Fasting* consiste à réduire le nombre de repas dans la journée, autrement dit à sauter un repas, le petit-déjeuner par exemple. La première réaction quand on parle de sauter un repas est souvent que le corps va se préparer et stocker plus au repas suivant.

Il semble logique que le corps va se « rattraper ». C'est probablement pour cette raison que le jeûne est rarement conseillé pour maigrir. Mais est-ce vraiment le cas ?

Une étude a été menée en 2014 à l'Université Monash, l'une des meilleures universités d'Australie, pour évaluer la réaction de participants à une journée sans petit-déjeuner. Trente-deux patients qui souffraient d'obésité ont ainsi sauté ce repas pendant une période de douze semaines. Une comparaison a alors été faite entre la quantité de nourriture ingérée par un groupe avec petit-déjeuner et celle d'un groupe sans petit-déjeuner.

Les scientifiques s'attendaient à ce que ceux qui sautaient le petit-déjeuner allaient compenser pendant les autres repas. Et effectivement, ils mangeaient un petit plus après, le déjeuner et le dîner étaient un peu plus consistants.

Mais l'intérêt de cette étude fut de constater qu'à la fin de la journée, les participants sans petit-déjeuner avaient tout de même moins mangé que les autres.

On peut donc oublier cette peur de compenser : tant qu'on jeûne de temps en temps, on ne pourra pas compenser les phases de jeûne en mangeant trop, il y aura toujours un déficit calorique.

Contrairement aux idées reçues, l'appétit va se réduire au fur et à mesure que vous vous habituerez au *Fasting*. Vous allez être surpris d'avoir du mal à finir votre assiette, même après vingt heures de jeûne !

Bien entendu, cela ne veut pas dire qu'il faut manger n'importe quoi lorsque l'on arrête de jeûner. Votre corps a des besoins et il faut les respecter autant que possible.

Comment le Fasting affecte-t-il le métabolisme ?

Avec seulement deux repas, l'insuline va avoir le temps de rester basse, on va passer plus de temps en mode déstockage. Cet effet sur l'insuline ne se limite pas à une journée : plus le nombre de journées passées en mode déstockage augmente, plus le corps réapprend à l'utiliser.

Pendant la période de jeûne, le corps vide ses réserves de sucre, ce qui va alors permettre d'utiliser la deuxième réserve : nos graisses.

Pour résumer, on va réduire le nombre de repas, ce qui va créer un déficit calorique sur la journée, tout en créant des périodes de déstockage.

Cette combinaison permet ainsi de perdre de la graisse sans en reprendre, et de vraiment déstocker au quotidien, sans que le corps ne le considère comme une privation.

Présentation de la méthode

L a méthode que je propose est progressive. Elle s'articule autour de deux protocoles de *Fasting* : le 16/8 et le 20/4 et vous suit pas-à-pas en incorporant chaque semaine des secrets bien-être, des aides indispensables pour arriver sans problèmes aux résultats souhaités. Ce sont des techniques à mettre en place pour faciliter l'intégration de nouvelles habitudes bénéfiques qui vous suivront au quotidien, toute votre vie.

Le protocole 16/8

Le protocole 16/8 consiste à diviser la journée en deux : une période de 16 heure consécutive pour jeûner et une fenêtre de 8 heures pour manger, pendant laquelle on fera généralement deux repas. Ces plages d'alimentation et de jeûne peuvent varier selon les personnes et les emplois du temps. C'est le type de *Fasting* le plus utilisé car il laisse suffisamment de souplesse pour ne pas trop ressentir la faim.

Mettre en place le protocole 16/8

La méthode la plus simple pour pratiquer ce type de *Fasting* est simplement de ne pas manger de petit-déjeuner. La nuit étant déjà une période de jeûne de plusieurs heures, le fait de sauter ce repas va permettre de rallonger cette période plus aisément. Par ailleurs elle offre la possibilité d'être relativement flexible : selon vos horaires de travail, vous pourrez facilement décider du moment où vous voulez rentrer dans la plage d'alimentation.

Il est d'ailleurs important de garder cette flexibilité, de ne pas être rigide sur les horaires. Les chiffres de 16 heures et 8 heures montrent une moyenne, mais cela ne posera pas de problème si la période d'alimentation s'étale sur 9 heures, ou même 10 heures pour une raison ou pour une autre. L'important est d'éviter que cela devienne un calvaire.

Intérêts et bienfaits du protocole 16/8

Le protocole 16/8 issu de la méthode Leangains a été conçu à la base pour pouvoir être suivi par les sportifs qui font des entraînements soutenus. Là réside son intérêt principal : il s'adapte à tout le monde, sédentaires comme sportifs. Ce protocole permet une plus grande sécrétion d'hormones de croissance, ce qui favorise la construction musculaire.

L'autre intérêt, par une pratique quotidienne, est une adaptation rapide du taux de ghréline et une sensation de faim plus rare, ou en tous cas qui se dissipe rapidement. De ce fait, l'envie de manger diminuera d'elle-même, de même que les envies de grignotage.

La ghréline est une hormone sécrétée par l'estomac peu avant les repas. Elle est à la base de la sensation de faim et incite donc à la prise de nourriture. Elle est donc l'opposé de la leptine, hormone qui induit une sensation de satiété. À noter qu'un pic de ghréline se produit spontanément vers 1 heure du matin, induisant une envie de manger chez les insomniaques.

Concernant les bienfaits, plusieurs d'entre eux ont été évoqués précédemment. Des études réalisées sur la restriction calorique mettent ainsi en évidence une baisse du poids, de la graisse, du cholestérol ou encore de la pression artérielle[1], des risques réduits de maladies

---

[1]Walford RL, Mock D, Verdery R, MacCallum T. Calorie restriction in Biosphere 2 : alterations in physiologic,

cardiovasculaires[2] ou encore une augmentation de la mémoire chez les personnes âgées en surpoids[3].

Difficultés du protocole 16/8

Les difficultés sont peu nombreuses avec cette méthode. Hormis une sensation de faim plus présente la première semaine – le temps de s'adapter à ce nouveau mode de vie – on se rend vite compte que cela devient rapidement naturel et, au final, peu contraignant à adopter.

---

hematologic, hormonal, and biochemical parameters in humans restricted for a 2-years period. *The Journals of Gerontology: Series A*, Volume 57, Issue 6, 1 June 2002, Pages B211–B224

[2] Klempel Monica C, M Kroeger Cynthia, Bhutani S, F Trepanowski John, A Varady K. Intermittent *Fasting* combined with caloric restriction is effective for weight loss and cardio-protection in obese women. *Nutrition Journal* 2012 11:98

[3] Witte AV, Fobker M, Gellner R, Knecht S, Flöel A. Caloric restriction improves memory in ederly humans. PNAS 2009 January, 106 (4) 1255-1260

LE PROTOCOLE 20/4

Le protocole 20/4, ou le « régime du guerrier » comme l'a appelé Ori Hofmekler dans son livre « The Warrior Diet »[4], consiste à jeûner chaque jour pendant une durée de 20 heures avec une fenêtre d'alimentation de 4 heures.

Cette plage d'alimentation ne permet de faire qu'un seul repas consistant par jour, le plus simple étant de sauter le petit-déjeuner et le déjeuner, pour ne garder que le dîner, voire un goûter.

Intérêt et bienfaits du protocole 20/4

En plus des bienfaits du protocole 16/8, le protocole 20/4 va avoir d'autres avantages. Tout d'abord, le fait d'allonger la durée de la période de jeûne va permettre de beaucoup plus favoriser la perte de graisse, et donc d'augmenter la perte de poids. Et étant donné

---

[4] Hofmekler Ori, The Warrior Diet : Switch on Your Biological Powerhouse for High Energy, Explosive Strenght, and a Leaner, Harder Body, Blue Snake Book, United-States, 2007

qu'il n'y a qu'un seul repas, cette méthode permettra d'être plus souple sur ce que l'on mange, autorisant à peu près tout ce que l'on veut.

Au-delà des effets physiques apportés, on notera également une meilleure appréciation du monde, plus de concentration, une plus grande clarté mentale, en somme un esprit plus serein et plus lucide. Il y aura enfin une sensation d'avoir plus d'énergie, un moindre besoin de dormir et d'être mieux éveillé et en forme le matin au réveil.

Difficultés du protocole 20/4

Néanmoins, tout cela peut entraîner des difficultés en proportion. La plus évidente est bien entendu la sensation de faim. C'est pourquoi je conseille de commencer d'abord par le protocole 16/8, puis de passer à celui-ci petit à petit, en suivant votre ressenti.

L'un des autres problèmes que l'on peut rencontrer est une perte de poids trop importante, qui peut se produire si on ne mange pas assez de calories pendant cet unique repas de la journée. Il faut donc contrôler cet aspect-là pour ne pas épuiser son corps.

Ce protocole 20/4 peut également s'avérer contraignant, notamment pendant un voyage. Lorsque l'on part en vacances, et plus encore à l'étranger, il peut être laborieux de respecter les plages horaires pour manger, et certains pourront y trouver une contrainte dans ce genre de cas.

Enfin, la dernière difficulté que je vais évoquer ici concerne l'aspect social. Lorsque l'on choisit de rentrer dans le jeûne 20/4, on réduit notre fenêtre d'alimentation à 4 heures par jour. Ainsi, lorsque l'on est invité à manger quelque part, il se peut que cela rentre dans le mauvais créneau et que l'on soit obligé de refuser, de se justifier et de s'expliquer, ce qui pourrait créer une gêne pour soi-même ou son entourage.

Tout ceci n'est bien entendu pas systématique, mais ces difficultés peuvent apparaitre à un moment ou à un autre, et il est bien d'en être conscient avant de commencer ce type de jeûne.

Bien que les résultats soient présents, il est important de noter que ce protocole peut ne pas convenir à tout le monde, et qu'une restriction calorique trop importante peut avoir les effets inverses de ceux souhaités au départ. Seul un professionnel de la santé saura vous conseiller en cas de doute.

ALIMENTATION : MANGER PENDANT LE *FASTING*

On peut manger comme on le souhaite en théorie. Mais pour que vous puissiez profiter de cette méthode au maximum, quelques règles sont à privilégier pour débuter :

TOUT D'ABORD L'ÉQUILIBRE ACIDO-BASIQUE

Il se mesure en pH, en dessous de 7 on parle d'acidité, au-dessus d'alcalinité. Le corps a une tendance naturelle à s'acidifier. Toutes les activités du corps comme la digestion, la respiration, etc... développent de façon naturelle de l'acidité qui est neutralisée grâce à la combinaison de minéraux alcalins (magnésium, potassium, calcium...) puisés dans notre alimentation. Le régime alcalin est synonyme de longévité et de santé. Il apporte une meilleure assimilation des nutriments, améliorant les performances physiques et mentales, il renforce le système immunitaire, nous protégeant des agressions extérieures ; l'adoption d'un régime alcalinisant fait disparaître nombre de maux tels que mal de dos, encombrements bronchiques, allergies, eczéma, problèmes de peu, douleurs articulaires.

Si l'alimentation n'apporte pas assez de minéraux alcalins ou si elle est trop acidifiante, l'organisme va puiser dans ses réserves minérales (os, cheveu, tendon, dent...) pour neutraliser ces acides. Le corps possède des systèmes au niveau du sang, des reins et des poumons qui neutralisent l'excès d'acidité.

En cas d'alimentation trop acidifiante ou de stress, le corps s'acidifie anormalement, les toxines s'accumulent créant une souffrance au niveau des tissus. Cette acidification va créer fatigue chronique, perte de vitalité, chute des cheveux, tendinites, stress, anxiété, angoisses, difficultés de récupération, rhumatismes, douleurs diverses et variées, maladies de peau, cellulite, créant ainsi un vieillissement prématuré de l'organisme et une oxydation importante des tissus responsable des inflammations, des maladies.

Une petite liste d'aliments alcalins

- ♣ Fruits
- ♣ Légumes feuilles et racines
- ♣ Pomme de terre
- ♣ Herbes aromatiques
- ♣ Jaune d'œuf
- ♣ Soja
- ♣ Ail oignon
- ♣ Spiruline
- ♣ Riz complet (modérément)
- ♣ Riz semi-complet
- ♣ Graines germées
- ♣ Tisanes

Une petite liste d'aliments acidifiants

- ♣ Sucre blanc
- ♣ Farine blanche
- ♣ Viande, charcuterie, poisson,
- ♣ Volaille, gibier, abats
- ♣ Thé, alcool, tabac, Café
- ♣ Fromages fermentés
- ♣ Asperge, artichaut
- ♣ Choux de Bruxelles
- ♣ Tomate
- ♣ Orange
- ♣ Arachide
- ♣ Abricot

Réduire la consommation des laitages

Le lait, et plus particulièrement le lait de vache, est peu assimilable par l'organisme humain. Cette intolérance au lait peut, avec le temps, entrainer des troubles tels que des migraines, des problèmes ORL ou de la peau, ou encore du poids. Le professeur américain Colin Campbell de l'université de Cornell décrit, dans son rapport, la caséine comme pouvant être la protéine la plus toxique pour l'organisme, favorisant le diabète de type 1, les cancers ou encore l'ostéoporose. La caséine est la protéine du lait, le lactose est le sucre contenu dans le lait, ces deux molécules difficiles à assimiler encrassent le corps et sont responsables de nombreux maux : allergies, douleurs de ventre, diarrhée, douleurs de dos, dépression. Même un lait écrémé contient ces deux molécules. On retrouve de nombreuses substances allergisantes dans le lait de vache. De plus les antibiotiques contenus dans le lait et la viande des animaux tue notre immunité.

Ces troubles ne concernant que les protéines animales, les laits végétaux tels que le lait de soja, de riz ou d'amande ne sont pas concernés.

Éviter les aliments transformés, surtout industriellement

Préférez fruits et légumes frais, graines, viandes, poissons, œufs et noix en tout genre, ne serait-ce que pour tous les ajouts douteux non mentionnés sur les étiquettes.

Pas trop de glucides

Si vous ne les brûlez pas, ils se transforment en graisses ! Les féculents, les sodas, les alcools et les céréales sont aussi des sources de glucides, qu'il faut donc consommer modérément.

Pas de grignotage

Stockage garanti à moins que ce soit un fruit de temps en temps.

Manger bio et local

Les fruits et légumes importés d'autres pays sont irradiés à la frontière pour éliminer tout danger pathogène et éviter tout risque sanitaire à travers le monde. Or, en plus de détériorer pratiquement toutes les vitamines présentes dans les aliments, il est bon de s'interroger sur les dangers de produits irradiés sur l'organisme.

Il vaut donc mieux privilégier le bio, qui bénéficie tout de même de plus de contrôles, et surtout le local pour réduire le plus possible leurs traitements et bénéficier d'un meilleur suivi.

HYDRATEZ-VOUS

Essentiellement de l'eau tout au long de la journée, car elle apporte tous les nutriments nécessaires à vos cellules et évacue les déchets. Évitez les boissons sucrées tels que les sodas, ainsi que les alcools ou encore le café en trop grande quantité. La plupart des personnes sont en sous hydratation et certaines des maladies neurologiques s'accompagnent d'une déshydratation des tissus neuronaux. L'eau assure aussi la souplesse et la fonction amortissante de nos articulations et de nos disques intervertébraux. Les hernies discales pour la plupart sont dues en amont à une sous hydratation qui abime les organes et concentre les toxines dans les tissus.

Mes petits conseils pour votre hydratation :

L'eau en bouteille : regarder sur l'étiquette, l'indication des résidus à sec doit être minimale. Préférez les eaux de source aux eaux minérales trop chargées en minéraux peu assimilables mais surtout l'eau avec un PH au-dessus de 7 pour les raisons expliqué dans le paragraphe « équilibre acido-basique. »

Purifier son eau : plusieurs systèmes judicieux permettent une purification de l'eau par une filtration performante. Personnellement, j'utilise la fontaine à eau filtrante EVA.

L'eau du robinet : oubliez-la, elle est chargée en chlore qui détruit la flore intestinale et en métaux lourds, notamment en sulfate d'aluminium, on dénote beaucoup de dégâts au niveau cérébral. Des résidus de médicaments en tout genre tels que les pilules contraceptives, antidépresseurs... y sont aussi présent, ce qui pose de nombreux problèmes hormonaux aux enfants.

Le corps a besoin de vitamines, de minéraux pour assurer ses fonctions physiologiques.

<u>Comment savoir si l'on boit suffisamment ?</u> La couleur de nos urines est un indicateur sûr.

<u>Urine peu colorée, transparente</u> : vous buvez trop d'eau et vous fatiguez les reins qui ne filtrent plus.

<u>Urine colorée</u> : absorption d'eau suffisante.

<u>Urine foncée, marron</u> : Buvez un peu plus.

La couleur de l'urine démontre que le corps élimine plus ou moins les toxines.

Les aliments qui apportent de l'énergie (biodynamique) sont ceux qui contiennent naturellement des vitamines, des minéraux, des oligoéléments en quantité suffisante pour ne pas que notre organisme puise dans ses réserves pour les assimiler.

Par exemple pour assimiler du sucre blanc dépourvu de minéraux et vitamines, le corps doit aller chercher sa vitamine B3.

Une petite liste de ces aliments biodynamiques :

- ❖ Fruits & légumes frais de saison (Excepté la tomate trop acidifiante)
- ❖ Oléagineux
- ❖ Céréales semi complètes
- ❖ Algues, jaune d'œuf
- ❖ Les aromates
- ❖ Les fruits de mer
- ❖ Les huiles biologiques
- ❖ Les graines germées
- ❖ Laits végétaux
- ❖ Fromages de brebis ou de chèvre.

Mais il y a aussi des aliments qui prennent de l'énergie au corps (biocidiques) au lieu d'en apporter. Tous les aliments raffinés par l'industrie sont biocidiques. Le gluten est une protéine complexe contenue dans certaines céréales (froment, avoine, orge, épeautre). Elle est inflammatoire et allergisante au niveau des muqueuses de l'intestin et elle empêche les cellules de l'intestin d'être efficace.

Une petite liste de ces aliments biocidiques :

- ❖ Farine blanche

- ❖ Sucre blanc
- ❖ Plats cuisinés
- ❖ Conservateurs, additifs...
- ❖ La viande rouge, la charcuterie
- ❖ Les chips
- ❖ Le sel blanc
- ❖ Les huiles raffinées de supermarché
- ❖ Les viennoiseries, les biscuits
- ❖ Les bonbons
- ❖ Les fritures

COMMENT MESURER SA PERTE DE POIDS ?

Vous souhaitez perdre du poids ? En fait, vous voulez perdre du gras, mais cela étant difficile à mesurer, on utilise généralement le poids comme indicateur.

Si vous faites de la musculation ou du sport, vous pouvez ne pas perdre de poids, et même en prendre, puisque le muscle est bien plus lourd que la graisse.

COMMENT SUIVRE VOTRE PROGRESSION ?

La balance

Votre poids peut varier de plusieurs kilos sur une seule journée, selon ce que vous mangez, buvez ou encore si vous êtes allés aux toilettes. Pour éviter de voir trop de variations, vous devez vous peser toujours au même moment de la journée – le matin au lever, et avant de boire par exemple – et il n'est pas nécessaire de le faire tous les jours, une fois par semaine suffit.

Le miroir ou les photos

Le changement de silhouette est un indicateur flagrant de vos progrès. Comme pour la balance, il est important de prendre des photos régulièrement.

La mesure de la masse graisseuse

Il est possible d'utiliser une balance à impédancemètre (qui va envoyer un courant électrique à travers le corps et en mesurer sa résistance en fonction de la matière grasse qu'il traverse). Mais celle-ci a tendance à donner une estimation imprécise.

Plus simple encore, vous pouvez utiliser un mètre ruban et prendre directement vos mensurations : cuisses, hanches, taille...

On peut également calculer son Indice de Masse Grasse (IMG) à l'aide d'une formule qui prend en compte le poids, la taille, l'âge et le sexe.

IMG (%) = (1,20*(poids/taille*taille) + (0,23*Age) – (10,8*Sexe) – 5,4

Donc la formule de l'indice de masse graisseuse en pourcentage :

48 | P a g e

1,2 multiplié par le poids divisé par la taille au carré plus 0,23 multiplié par l'âge moins 10,8 multiplié par 1 pour l'homme et 0 pour la femme moins 5,4

L'interprétation de cet IMG est différente selon si on est une femme ou un homme.

Pour les femmes

IMG	interprétation
Inférieur à 25%	trop maigre
Entre 25 et 30%	normal
Supérieur à 30 %	trop de gras

Pour les hommes

IMG	interprétation
Inférieur à 15%	trop maigre
Entre 15 et 20%	normal
Supérieur à 20 %	trop de gras

LES SECRETS BIEN-ÊTRE DE LA MÉTHODE

Les techniques qui suivent vont être incorporées une à une chaque semaine, pour vous apprendre à écouter, ressentir, renforcer, calmer et maîtriser au mieux votre corps avec un nouvel esprit volontaire et combatif.

LA COHÉRENCE CARDIAQUE

Avant de rentrer dans le vif du sujet, commençons par quelques explications.

Notre système nerveux est composé d'une partie appelée « système nerveux autonome » en charge des fonctions qui nous maintiennent en vie sans que l'on ait besoin d'y penser. La digestion se fait par exemple de manière autonome, ainsi que le rythme cardiaque et la respiration.

Selon la situation, l'environnement, le stress ou les activités pratiquées, le rythme cardiaque va constamment changer, allant plus vite par moment, et plus lentement à d'autres. Cette irrégularité est la variabilité de la fréquence cardiaque.

Or, bien que le système respiratoire puisse fonctionner en autonomie, il est possible en partie de l'influencer.

La fréquence respiratoire normale chez un adulte se situe entre 12 et 20 cycles par minute, et peut monter jusqu'à 30 cycles chez un adolescent (et jusqu'à 60 cycles par minute chez un nouveau-né). Mais si on régule notre respiration à 6 cycles par minute, soit 5 secondes d'inspiration suivi de 5 secondes d'expiration, on peut constater que le rythme cardiaque se stabilise et que la fréquence cardiaque devient régulière. Le cœur et la respiration sont synchronisés : c'est ce qui est appelé « cohérence cardiaque ».

Système nerveux autonome : la partie du système nerveux qui régule les fonctions automatiques de l'organisme (digestion, respiration, sudation, ...)

Rythme cardiaque : nombre de battements de cœur par minute

Fréquence respiratoire : nombre de respirations par minute

Cohérence cardiaque : lorsque la fréquence respiratoire et le rythme cardiaque sont stables et homogènes

---

Les effets de la cohérence cardiaque

En France, la cohérence cardiaque a été popularisée par le Dr David Servan-Schreiber dans son ouvrage « Guérir »[5] au début des années 2000.

Il existe un lien très étroit entre le cerveau et le cœur. Lorsque l'on est soumis à une colère, une contrariété ou une situation stressante, le rythme cardiaque devient très irrégulier. Le

---

[5] Servan-Schreiber D, Guérir le Stress, l'Anxiété et la Dépression Sans Médicaments ni Psychanalyse, Robert Laffont, 2003

cerveau influence donc le cœur selon les situations et l'état dans lequel on peut se trouver. Mais l'inverse est également possible, et une respiration calme et contrôlée peut influencer le cerveau et réduire le stress ou l'anxiété.

Là se trouve tout l'intérêt de la cohérence cardiaque : uniformiser sa respiration et son rythme cardiaque pour contrôler le stress et être plus serein.

Après une séance de 5 minutes de respiration de cohérence cardiaque (5 secondes d'inspiration, 5 secondes d'expiration, le tout 6 fois par minute), le taux de cortisol dans le sang baisse d'environ 20%, ce qui permet de réguler la glycémie (le sucre étant déstocké grâce à ce cortisol).

La cohérence cardiaque ayant des effets positifs sur le cerveau, elle permet également de réduire l'hypertension ou encore d'améliorer l'attention et la mémoire.

Évacuer le stress avec l'exercice de cohérence cardiaque

Dans son ouvrage intitulé « Cohérence Cardiaque 365 »[6], David O'Hare explique la cohérence cardiaque en utilisant le chiffre 365 :

> ➢ 3 fois par jour
> ➢ 6 respirations par minute
> ➢ 5 minutes

Sachant qu'une séance de 5 minutes a des effets bénéfiques pendant environ 4 heures, il suffit de faire 3 séances pour couvrir une journée. Si 5 minutes s'avèrent être un peu long, je vous conseille de le faire pendant 3 minutes, ce qui est déjà bien suffisant au début.

Comme beaucoup de choses, la régularité est essentielle pour des effets durables, et vous verrez les effets sur votre santé après 2 à 3 semaines de pratique.

Pour pouvoir contrôler sa respiration au rythme correct de 5 secondes d'inspiration puis de 5 secondes d'expiration, vous avez plusieurs possibilités. Vous pouvez utiliser tout simplement une montre mais cela vous oblige à

---

[6] O'Hare D., *Cohérence Cardiaque 365*, Thierry Souccar Editions, Vergèze, 2012

rester attentif et du coup vous ne vous focalisez pas trop sur la respiration en elle-même. Si vous avez un accès internet, il existe de nombreuses vidéos avec images et sons pour pouvoir suivre en fermant les yeux. Sinon des applications pour smartphones existent également pour pouvoir pratiquer n'importe où.

LES TROIS COHÉRENCES CARDIAQUES DE LA MÉTHODE

La cohérence cardiaque du matin

La cohérence cardiaque du matin est accompagnée sur l'inspire de l'affirmation suivante :

« Je ne mange que ce qui m'est nécessaire ». Et sur l'expire vous imaginez que cette affirmation se diffuse dans toutes vos cellules.

Cette autosuggestion doit vous permettre de vous reprogrammer vers des quantités raisonnables en période d'alimentation. Si cette affirmation ne vous convient pas vous pouvez bien évidemment en choisir une qui vous parle plus.

La cohérence cardiaque du midi

La cohérence cardiaque du midi (uniquement pour le *Fasting* 20/4) est une respiration énergétique. Elle doit aider à se passer facilement du repas de midi.

À l'inspire, on visualise l'air entrer dans les poumons, se transformer en lumière solaire et remplir sa poitrine (cela s'avère plus facile au soleil).

À l'expire, on imagine cette énergie lumineuse se diffuser dans tout le corps jusqu'à irradier toutes les cellules. On visualise son corps devenir de plus en plus lumineux au fur et à mesure des respirations.

Si tout se passe bien, vous devez sentir votre corps se remplir peu à peu de chaleur et finir par vous sentir totalement rassasié comme pour un repas léger.

La cohérence cardiaque du soir

La cohérence cardiaque du soir doit vous amener vers un endormissement paisible, tout en douceur. Elle permet de stimuler l'épiphyse ou glande pinéale pour sécréter la mélatonine, dite « hormone du sommeil ».

À l'inspire, on imagine l'air entrer, se transformer en lumière douce et blanche et se diriger vers le centre du cerveau.

À l'expire, on visualise le crâne se remplir de cette douce lumière.

Cette pratique peut vous permettre de vous endormir plus facilement si vous avez des difficultés. Il se peut que ce rituel ne soit plus utile au bout de quelques temps.

LA FORMATION DE VOS HABITUDES

« Nos habitudes forgent nos journées,
nos années et dessinent notre vie »
Franck Nicolas, conférencier.

Habitude (définition du Larousse) :

1. Aptitude à accomplir avec facilité et sans effort particulier d'attention tel ou tel genre d'actions, acquise par une pratique fréquente, l'exercice ou l'expérience.

2. Manière de faire, comportement créé chez quelqu'un par une action répétée.

La plupart des habitudes que nous avons, bonnes ou mauvaises, se sont installées au fil du temps, à partir de gestes établis en pleine conscience et qui se sont transformés petit à petit en automatismes. C'est d'ailleurs le fait de vouloir casser une habitude, ou de la remplacer par une autre, qui va nécessiter un gros effort de concentration et de conscience.

Ce que vous obtiendrez dans le futur sera le produit des habitudes que vous construisez maintenant, d'où la nécessité de comprendre leur fonctionnement.

Le journaliste et écrivain américain Charles Duhigg fait office de référence dans ce domaine. Dans son livre « Le Pouvoir des Habitudes »[7], il y explique comment sont prises les habitudes et comment les changer.

LES HABITUDES : UN SYSTÈME EN TROIS TEMPS

D'après une étude réalisée par l'Université de Duke en 2006, environ 40% de nos actes quotidiens sont des habitudes et non des décisions intentionnelles. Avec un tel chiffre en tête, il est aisé de comprendre l'influence et l'importance des habitudes dans notre quotidien. Mais une habitude n'est pas un mal pour autant, cela permet d'économiser son énergie pour des tâches plus intéressantes.

---

[7] Duhigg C., *Le Pouvoir des Habitudes*, ed. Flammarion, 2016

Charles Duhigg décline la formation d'une habitude en trois temps : un signal, une routine et une récompense.

Le signal : Un point d'intérêt, un stimulus nécessaire pour activer une routine.

La routine : La réponse au signal, une action qui peut être d'ordre physique, mental ou émotionnel.

La récompense : elle est attribuée lorsque la routine est réalisée et ainsi permettre au cerveau de la répéter pour les prochaines fois.

Malheureusement, se débarrasser d'une mauvaise habitude n'est pas une chose facile : une maladie, des vacances, une mauvaise nouvelle ou une déception et la rechute peut vite survenir. C'est la raison pour laquelle nous sommes souvent ancrés dans nos "vieilles habitudes" car elles nous sont familières et rassurantes.

Ainsi, une personne qui va faire ses courses au supermarché aura tendance à prendre les mêmes produits dans les rayons qu'il connait bien, et sera déboussolé lorsque l'organisation du magasin sera changée.

Le problème avec les habitudes est le développement du désir : celui de la récompense obtenue. Une simple habitude suffit pour anticiper la récompense avant même de l'avoir eu. Dans le cas du supermarché, la récompense sera de trouver le produit que l'on souhaite là où l'on l'attend. Si le produit venait à manquer ou à se trouver dans un autre endroit, cela entrainerait une frustration pour le client.

LES ENTREPRISES

Ce principe, les entreprises l'ont bien compris, et elles ont grandement développé leurs stratégies au fil du temps pour accroitre leur clientèle et surtout la conserver.

Charles Duhigg donne l'exemple du cas de Pepsodent, un dentifrice populaire aux États-Unis dans la première moitié du XXème siècle. Grâce au travail de Claude Hopkins, pionnier de la publicité moderne, le nombre d'utilisateurs de dentifrice a fait un bon vertigineux, passant de 7% au début du siècle à 65% une décennie plus tard. Son idée ? Apporter un goût mentholé et une sensation de fraicheur au dentifrice. En un mot, apporter une récompense pour s'être brossé les dents.

Ce principe de la récompense pour provoquer une habitude a été utilisé par nombre d'entreprises, et la publicité y joue un rôle fondamental pour son développement. Fast-foods, bonbons, sodas, produits cosmétiques, jeux-vidéos, casinos, ... chacun y va de sa façon pour créer une dépendance et instaurer une routine d'utilisation de ses produits.

L'AUTODISCIPLINE

Pour se sortir d'une mauvaise habitude, la patience et l'autodiscipline sont essentielles. L'autodiscipline permet de diriger consciemment sa volonté pour parvenir à atteindre ses objectifs.

À ce sujet, une célèbre étude a mis en avant ce principe d'autodiscipline. Elle fut menée à la fin des années 1960 par le psychologue et professeur Walter Mischel de l'université de Stanford, et fut baptisée le "test du Marshmallow".

Le principe est simple : donner à un enfant de 4 à 5 ans un marshmallow, et lui laisser le choix de le manger tout de suite, ou bien de patienter 15 minutes pour en gagner un deuxième, puis quitter la salle en le laissant seul face à la friandise.

Peu nombreux étaient ceux qui arrivaient à résister à la tentation, mais une étude prolongée sur les participants a montré que les enfants qui avaient fait preuve d'autodiscipline étaient meilleurs à l'école, moins stressés et, une fois adulte, étaient moins susceptibles d'être obèses ou de consommer des substances addictives, car ils avaient une vision à long terme.

> « *Ce que nous faisons et comment nous contrôlons notre attention au service de nos objectifs devient une partie de l'environnement que nous aidons à créer et qui, à son tour, nous influence. Cette influence mutuelle façonne qui nous sommes et ce que nous devenons, de notre santé physique et mentale, à la qualité et à la durée de notre vie.* »
>
> Walter Mischel

L'autodiscipline peut être entraînée comme un muscle, et elle sera un allié de poids pour changer une mauvaise habitude et améliorer vos conditions de vie.

COMMENT CHANGER UNE MAUVAISE HABITUDE PAR UNE BONNE

Pour changer une habitude, le mieux est de garder la même récompense mais de modifier la routine qui génère le désir de cette récompense, et de la remplacer par une autre routine moins nocive. Il s'agira ici de :

Identifier la routine que vous voulez changer (arrêter d'aller sur les réseaux sociaux, moins jouer aux jeux-vidéos, aller moins au fast-food, arrêter de fumer...)

Identifier la récompense, qui correspond à votre but à atteindre (pratiquer une activité physique, sortir plus, se faire soi-même à manger...)

Identifier le signal, le point d'intérêt qui va vous faire vouloir changer de routine (perdre du poids, avoir plus d'interactions sociales...)

Créer une phrase qui fait le lien entre tout cela : Comme je me nourris mal (*signal*), je souhaite intégrer des crudités dans mes repas (*routine*) pour avoir une alimentation plus variée et plus saine (*récompense*).

Créer une nouvelle habitude peut prendre du temps, c'est pourquoi il est important au début de faciliter le processus. Dans l'exemple des crudités, cela peut consister à utiliser de la sauce et des assaisonnements pour mieux intégrer ces nouveaux aliments, puis de les réduire petit à petit ou d'en prendre des plus légères. Cela peut également passer sur la texture ou l'aspect visuel : sous forme de bâtonnets, râpés, en lamelles, etc...

La patience et l'autodiscipline vous permettront de maintenir ces nouvelles routines dans la durée et de ne pas flancher en cours de route.

MANGER EN PLEINE CONSCIENCE

L a pleine conscience est une méditation bouddhiste, qui est, ici, utilisée dans l'acte de manger. L'alimentation en pleine conscience consiste à chasser ses pensées parasites, à écouter ses sensations et à être plus attentif à ses ressentis pendant le repas, vis-à-vis de ce que l'on mange. Il s'agit d'être dans le moment présent pour porter son entière attention sur ce que l'on mange et sur ce que notre corps ressent en le mangeant.

Manger en pleine conscience apporte de nombreux bénéfices. Cela peut conduire à une amélioration de la dépression, de l'anxiété ou de certains troubles alimentaires.

En arrêtant d'être à l'écoute de notre corps, nous n'entendons plus les signaux envoyés par la faim et la satiété, ce qui ouvre la porte à tous les excès, à la malbouffe et au surpoids. Manger en pleine conscience permet de reconnaître les aliments dont notre corps a envie et besoin. Elle permet de nous mettre en chemin vers de nouvelles habitudes.

> « *Tout le processus de l'alimentation est devenu une préoccupation majeure et une espèce de médicament en vente libre pour calmer de nombreuses pressions et l'anxiété générées par les modes de vie hyperactifs* »
>
> Jan Chozen Bays, pédiatre, professeur de yoga et éducatrice sur l'alimentation en pleine conscience

Lorsque l'on est enfant, l'acte de manger reste au centre de l'attention. C'est en grandissant que les choses se compliquent. Les différentes distractions sont l'un des problèmes qui empêchent de se nourrir en pleine conscience. En mangeant devant la télé, devant son ordinateur ou bien en utilisant son smartphone, l'acte de manger devient un automatisme et on ne prête plus attention au repas en lui-même, cela devient un acte irréfléchi, sans importance, automatique. En outre, on va avoir tendance à manger trop rapidement ou à ne pas prêter attention à sa satiété, ce qui va entraîner une consommation excessive de nourriture.

Par ailleurs, en grandissant, de nouveaux sujets de réflexion ou d'inquiétude apparaissent : travail, études, examens, conflits, contrariété... Le repas devient alors un moment pour se relaxer, réfléchir, se distraire, séduire, ou même récompenser ou punir. La relation franche et directe avec nos repas est ainsi parasitée et on n'accorde plus d'attention sur le simple acte de manger.

RETROUVER SES SENSATIONS ALIMENTAIRES

Retrouver les sensations alimentaires, c'est justement le but de l'« intuitive eating », une philosophie popularisée par Evelyn Tribole et Elyse Resch[8], toutes deux nutritionnistes, et qui prône l'écoute de son corps pour réguler son poids, qu'être à l'écoute des signaux qui indiquent la faim ou la satiété est plus efficace que tenir le compte des calories absorbées pendant les repas.

QU'EST-CE QUE LA FAIM ?
OU PLUTÔT LES FAIMS

La faim physique

La première chose est d'apprivoiser sa faim. Pour cela, il faut déjà parvenir à la reconnaitre. La sensation de faim est tout d'abord une sensation de vide, de creux au niveau de notre estomac. Lorsque nous avons faim physiquement, nous ressentons tout d'abord un

---

[8] Tribole E., Resch E., *Intuitive Eating : A Revolutionary Program That Works*, St Martin's Griffin, New York, 2012

creux, souvent des gargouillis, ou des crampes (sensation de torsion, de nœud dans notre estomac), en cas de faim avancée, une légère fatigue et un ralentissement peuvent apparaître, des sensations d'étourdissements, de vertiges ou des maux de tête, de l'irritabilité, de la nervosité et des signes d'impatience pour se mettre à table.

Lorsque vous ressentez tous ces symptômes, vous pouvez être sûrs d'avoir faim physiquement. Vous pouvez manger ce que vous souhaitez jusqu'à satiété, sans avoir peur de stocker car l'énergie est utilisée pour le bon fonctionnement de votre corps.

Les faims mentales

Les faims mentales sont ces moments particuliers où nous croyons avoir faim sans ressentir aucun des symptômes ci-dessus. Tous les processus qui sous entendent ces faims sont psychiques (pensées obsessionnelles, émotions...). Le seul symptôme physique associé aux faims mentales est la salivation. La salivation est un réflexe du corps stimulé par le plaisir associé aux aliments et non par le besoin physique de se nourrir. La difficulté de ces faims mentales est que le corps n'ayant pas besoin d'énergie, il va avoir tendance à stocker l'ensemble des aliments, que ce soit un kiwi, un concombre ou un morceau de chocolat. Posez-vous la question à chaque fois que vous ouvrez le frigo : « Est-ce que c'est une faim mentale ou une faim physique ? » Si c'est physique, je me fais plaisir, si c'est mental, il serait bien de savoir de laquelle il s'agit précisément ... Car il y en a quatre en fait :

- ***La faim par habitude*** est la faim qui nous fait manger à des heures régulières.: « Il est déjà midi, j'ai faim ! » ou encore « je n'ai pas mangé ce matin donc j'ai faim ». Ce n'est pas parce que c'est l'heure du déjeuner que vous ressentez la faim, ce n'est pas parce que vous avez mangé léger le repas précédent ou que vous l'avez sauté que vous ressentez des symptômes de faim physique. La seule façon de le savoir est d'apprendre à écouter le corps. Nous sommes malheureusement conditionnés à manger selon des heures précises.
- ***La faim par gourmandise*** est un peu plus vicieuse, car très stimulée par notre société à travers les publicités. C'est ce qu'on appelle l'envie de manger. Elle peut apparaitre si vous ressentez une odeur agréable, en passant à côté d'une boulangerie.

- **_La faim sociale_** concerne les moments où on mange parce que nous sommes avec du monde. Dans ce cas précis, le partage d'un repas ou d'une prise alimentaire permet de réunir certaines personnes, c'est culturel, social, et souvent très sympathique. Par exemple, un collègue a ramené des chocolatines ce matin au centre dans lequel je travaille: sans ressentir de symptôme physique de faim, je vais en prendre une pour partager ce moment avec l'équipe, cela favorise la communication et l'intégration. J'ai passé un bon moment social, mais j'ai donné des aliments à mon corps qui ne m'avait rien demandé...je stocke !

- **_La faim émotionnelle_** concerne tout simplement le fait de manger ses émotions ou son stress. Effectivement que ce soit une émotion positive ou négative ressentie, elle peut favoriser l'envie de manger à la recherche de sécrétions d'hormones de bien-être pour le cerveau (essentiellement la sérotonine, dopamine).

Parfois la soif peut être interprétée comme de la faim et boire un verre d'eau peut suffire à nous satisfaire. À d'autres moments, on peut manger par ennui, parce que c'est l'heure ou pour un réconfort. Il est donc important de discerner la faim véritable des autres facteurs qui peuvent nous pousser à manger.

L'autre étape consiste alors à savoir quand s'arrêter, de reconnaître le sentiment de satiété. Il survient généralement plus de 20 minutes après avoir commencé à manger, c'est pourquoi prendre son temps pour manger est un facteur non négligeable dans la régulation du poids. Ne plus ressentir de plaisir en mangeant un aliment peut être un signal d'arrêt.

Pour renouer avec le plaisir de manger, différentes choses sont donc à prendre en compte. Tout d'abord, être à l'écoute des déclencheurs qui provoquent l'envie de manger et y déceler ceux qui viennent réellement de la faim. Puis faire appel à ses sens pour savourer le contenu de son assiette : les odeurs, les couleurs, les textures et les goûts. Cela se fait aussi pendant la préparation du repas et même au moment de faire ses courses. Il est d'ailleurs intéressant de changer régulièrement de magasin d'alimentation pour s'obliger à casser ses automatismes, à être plus attentifs aux rayons, aux emballages, à plus s'interroger sur les ingrédients, essayer de varier les produits.

Bien entendu, cela est possible lorsque l'on élimine les distractions, comme la télévision, la radio, l'ordinateur ou le smartphone, et que l'on mange seul une fois de temps en temps pour rester dans le calme. Manger lentement est important pour bien savourer, être à l'écoute des sensations pendant le repas, et mieux détecter le moment de satiété.

Enfin, il est nécessaire d'être bienveillant avec soi-même, et de faire face à la culpabilité vis-à-vis de ce que l'on mange. Ne vous reprochez pas vos excès, attendez seulement d'avoir faim pour le repas suivant. Si on se jette sur une tablette de chocolat, il est important de se poser des questions, au lieu de culpabiliser sur notre action. Suis-je en train de compenser pour quelque chose ? Est-ce à cause du stress ? Il faut éviter de se juger, et au contraire s'intéresser au pourquoi de cette action de compensation. De cette façon, il n'y a plus de culpabilité mais une approche de la nourriture en conscience.

Manger en conscience est une technique de méditation, de compréhension de soi et de ce qui nous entoure. C'est une méthode puissante pour reprendre le contrôle de sa nutrition, mais également de son bien-être personnel.

> « Manger en conscience c'est aussi entreprendre une démarche plus holistique qui apporte un équilibre de vie »
>
> Thomas Uhl

En résumé, manger en pleine conscience, c'est manger moins, c'est manger mieux pour être en meilleure santé et surtout prendre beaucoup plus de plaisir à table. Quand on mange un plat, la première bouchée est toujours la plus savoureuse ensuite le plaisir diminue bouchée après bouchée. C'est la loi de l'intensité décroissante des besoins, plus le plaisir se prolonge et moins il devient important et fort. L'idéal est l'équilibre entre le plaisir et la satiété.

En pratique

Un petit jeu qui va vous permettre de bien comprendre comment manger en pleine conscience.

Commencez la première bouchée de votre plat en fermant les yeux, pour couper le sens qui nous influence le plus en général et laisser plus de place au goût. Maintenant, concentrez-vous pleinement sur les saveurs, les odeurs, la texture, ne croquez ou ne mâchez pas tout de suite, laissez cette première bouchée sur la langue un court instant, puis mordez délicatement et ressentez se développer les goûts et les arrières goûts. Essayez de ressentir la différence avec un repas pris les yeux ouverts surtout au niveau émotionnel, au niveau plaisir et sensation.

Un petit questionnaire pour savoir où vous en êtes (questionnaire inspiré de celui du Dr Zermati dans « Maigrir sans régime »). Répondez sans réfléchir, plutôt vrai ou plutôt faux : Pour maigrir il faut..., je dois..., je pense... vrai faux

1) Je dois manger trois repas par jour
2) Je dois prendre un petit déjeuner très copieux le matin
3) Ce que je mange le matin ne me fait pas grossir
4) Je ne dois jamais partir le matin sans prendre de petit-déjeuner
5) Je peux manger les fruits entre les repas
6) Je ne dois pas manger de gâteaux sucrés ou salés entre les repas
7) Je dois prendre une collation à 10h et 16h pour éviter d'avoir faim dans la journée
8) Je dois essayer de bien me remplir pendant les repas pour éviter d'avoir faim dans la journée
9) Tout ce qu'on mange après 20h est stocké
10) Je ne dois pas manger de féculent le soir avant d'aller me coucher
11) Certains aliments ne font pas grossir
12) Certains aliments font maigrir
13) Certains aliments font grossir
14) On ne doit pas manger le sucré avant le salé dans un repas

15) Les chips font grossir
16) Les graisses font grossir
17) Un carré de chocolat me fait plus grossir qu'un fruit
18) Il faut supprimer les sucres
19) Si je mange 5 fruits et légumes par jour, je vais perdre du poids
20) Il faut manger tout ce qu'on aime en moindre quantité

Total (comptez le nombre de vrai et faux) : Si vous avez répondu 'vrai' à plus d'une question, c'est qu'il y a certainement encore de vieilles croyances toujours ancrées. En effet, la seule phrase correcte est la dernière et uniquement la dernière. Tout le reste sont des règles diététiques apprises depuis notre plus jeune âge, dans certains régimes ou encore véhiculées par les médias, mais qui ne correspondent pas forcément à nos besoins alimentaires à l'instant T. Soyez à l'écoute de vos sensations alimentaires, à partir du moment où vous mangez au-delà de ces dernières, vous risquez de prendre du poids peu importe l'aliment mangé. Le lâcher prise de toutes ces règles diététiques est essentiel pour le maintien de nouveaux comportements alimentaires sur le long terme, que vous soyez dans un objectif de perte de poids, ou de traitement de trouble du comportement alimentaire opératoire.

LE CARNET DES RÉUSSITES QUOTIDIENNES

Il est important de croire en soi et en sa réussite, en ce qu'on a décidé de réaliser, en ce qu'on désire. Ce n'est pas toujours naturel, nous avons plutôt tendance à nous dévaloriser. Cultiver une attitude positive au quotidien favorise la perception bienveillante que nous avons de nous-même. Le moyen le plus simple est de prendre l'habitude de porter votre attention sur toutes les choses qui vous amènent de la joie, du bien-être et de la satisfaction. Remarquez toutes ces situations positives que vous vivez au quotidien : plus vous prenez l'habitude de vous focaliser sur des petites victoires personnelles et plus il vous sera facile et agréable d'augmenter votre confiance et votre estime de soi.

Pour cela, je vous propose d'inscrire chaque jour dans un carnet les petits succès et les actions réussies que vous avez connues et reconnues tout au long de la journée. Un succès ne veut pas nécessairement dire avoir réalisé quelque chose d'exceptionnel. Le succès se trouve dans chaque recoin du quotidien, chaque action ou petit pas fait vers le résultat désiré, vers le bien-être, vers une plus grande contribution au monde.

À la fin de chaque semaine, il sera bien d'exprimer également sa gratitude sur la page prévue à cet effet. La gratitude est le sentiment le plus puissant avec l'Amour pour faire disparaitre les peurs et permettre de contacter ce qu'il y a de bienveillant en nous. Il est possible de ressentir de la gratitude pour tout : le fait d'être en vie, d'être en bonne santé, d'avoir un toit où dormir, d'avoir un chez soi douillet, d'avoir un frigo plein, une famille qui nous aime, de savoir lire, d'avoir de l'argent, etc. Plus la gratitude est offerte à la vie, plus celle-ci amènera en retour ce que l'on désire.

Petit exemple de tableau

	NOTE DES RÉUSSITES QUOTIDIENNES
JOUR	
RÉUSSITE1	
RÉUSSITE2	
RÉUSSITE3	
RESSENTI DU JOUR	
GRATITUDE EXPRIMÉ	

SE FIXER DES OBJECTIFS

A voir un bon objectif nous prédispose à l'action et nous donne un regain de motivation. Au début, Il doit être simple et réalisable dans l'instant. Un trop gros défi risque de vous décourager devant l'ampleur de la tâche. Définissez-le en fonction de vos priorités non pas en fonction des autres ou de leurs attentes voire de les imiter. Dans le cas qui nous intéresse, vous pouvez par exemple décider de perdre un Kilo par semaine ou tenter un jour de jeun une fois par mois ou par quinzaine. Il n'a pas besoin d'être extraordinaire et peut être réévalué en cours de route. Ne pas voir d'objectif revient à errer dans le désert et ne pas savoir où vous voulez aller. Sans objectif, vous risquez de vous perdre dans votre vie, de freiner la transformation souhaitée, de passer d'une action à une autre sans aucune structure ou de ne rien faire du tout à l'arrivée. Plus qu'un objectif précis, il peut être intéressant d'avoir au moins un cap à suivre. Ne pas avoir d'objectif peut entraîner un état dépressif par manque de stimulation de la dopamine, hormone du défi et de l'action. Prenez un stylo et un papier et notez les défis qui vous viennent à l'esprit et qu'il vous ferait plaisir d'atteindre. Commencez à vous visualiser avec l'objectif réalisé, essayez de ressentir dans quel état d'esprit vous allez être.

Oubliez les objectifs comme : « je ne veux plus de ce problème », votre objectif ne doit pas contenir de négation ou parler de problème.

Plutôt que de noter « je ne veux plus me sentir lourd et fatigué », vous noterez « je veux être léger et plein de vitalité »

Mentionnez un délai approximatif pour chaque objectif et gardez votre feuille bien en évidence sur le frigidaire, votre bureau ou votre table de chevet. Cochez les objectifs atteints et notez-les avec fierté dans le carnet des réussites.

LA SALUTATION AU SOLEIL

LES BIENFAITS DE LA SALUTATION AU SOLEIL

L e Surya Namaskar, ou Salutation au Soleil, est un exercice de yoga composé de 12 positions et mouvements dynamiques.

En sanskrit, Surya signifie « Soleil, Source de vie » et Namaskar « Salutation ». Cet exercice était à l'origine effectué matin et soir, de préférence face au soleil, pour lui montrer son respect et le remercier pour ses bienfaits comme source de vie.

Au-delà de la gratitude montrée envers le soleil, cet exercice possède également un intérêt certain sur votre corps, et il participe à votre forme physique au quotidien. Il peut être pratiqué seul en 3 à 10 minutes seulement, et procure des bienfaits considérables sur la santé car il agit sur l'ensemble de l'organisme, et ce, pour tout le monde.

Pratiqué régulièrement, cet enchaînement améliore la musculature de tout le corps et tonifie le dos, et il s'avère très bon pour les enfants car il augmente la flexibilité de la colonne vertébrale, la posture et l'équilibre du corps. Pour les femmes, il améliore le maintien du buste, permettant un épanouissement de la poitrine par le renforcement des muscles pectoraux. Une pratique régulière permet également de réguler les cycles menstruels et de faciliter les accouchements.

D'un point de vue plus général, la Salutation au Soleil contribue à une bonne oxygénation du cerveau et incite à respirer à un rythme précis, ce qui rend l'exercice excellent pour stimuler le système respiratoire. Cette pratique est particulièrement avisée pour réduire le stress, l'anxiété, l'agitation et l'hypertension. Elle contribue à un esprit calme, et améliore la concentration ainsi que le sommeil, ce qui s'avère très bon pour les enfants et leurs études. En outre, elle développe le plexus solaire, et donc parallèlement l'intuition et la capacité à apprendre et à comprendre.

Enfin, cet exercice est bon pour réduire l'excès de graisse et éliminer les bourrelets adipeux, surtout au niveau des hanches, des cuisses et du ventre. Il tonifie également le système digestif en massant les viscères, et favorise ainsi la digestion, évite les brûlures d'estomac ou encore la constipation. Je vous invite à regarder sur le net les vidéos de la salutation au soleil pour débutants. Cela vous donnera une idée de la simplicité de l'exercice.

EXPIRER *Tadasana*		INSPIRER *Urdhva Hasta- sana*	
EXPIRER *Uttanasana*		INSPIRER	
EXPIRER *Adho Mukha Sva- nasana*		*Caturanga dandasana*	
INSPIRER *Urdhva Mukha Svanasana*		EXPIRER *Adho Mukha Svanasana*	
INSPIRER		EXPIRER *Uttanasana*	
INSPIRER *Urdhva Hasta- sana*		EXPIRER *Tadasana*	

PARLER AUX CELLULES DE SON CORPS

P arler à ses cellules peut paraître étrange aux premiers abords, mais cela s'avère être en fait un bénéfice certain pour le corps et il est même important de comprendre que c'est en premier lieu, un dialogue.

Nous avons vu précédemment que certaines fonctions du corps agissent automatiquement via le système nerveux autonome, il est également possible d'en influencer certaines autres, comme le rythme cardiaque. De la même manière, il est possible d'ordonner aux cellules pour qu'elles puissent réagir de la manière dont nous le voulons. Des scientifiques ont d'ailleurs déjà présenté des travaux sur le pouvoir de la parole sur les cellules et sur l'ADN, notamment le biophysicien russe Pjotr Garjajev ou le biologiste américain Bruce Harold Lipton[9].

Nos cellules biologiques sont intelligentes et font exactement ce qu'on leur dit de faire, en

---

[9] Lipton H. Bruce, *The Biology of Belief*, Hay House edition, USA, 2008

bien ou en mal. Ainsi, croire que l'on est malade et avoir peur de la maladie augmente le risque de tomber réellement malade, et inversement, visualiser la guérison permet une amélioration de l'état de santé. Chaque pensée est transformée par le cerveau sous forme d'équivalent chimique, qui est alors délivré dans nos cellules. Traiter son corps avec respect et amour devient alors essentiel pour garder une bonne santé. Mais nous avons tellement tendance à pas, ou peu, nous aimer, et sans nous en rendre compte, nous pratiquons un vrai travail de sabotage, ce qui génère au mieux du mal-être, au pire la maladie. Nos cellules ont une mémoire, elles emmagasinent donc toutes les expériences positives et négatives que nous traversons, et sont capables de s'adapter à toutes les situations. Il est bon de garder cela à l'esprit pour pouvoir dialoguer avec ses cellules.

Parler à ses cellules

Il y a deux façons de parler à ses cellules :

➢ Soit visualiser et se focaliser sur un groupe de cellules, quel que soit l'endroit où il se trouve (cerveau, organes, sang, ...) et garder la connexion avec lui le plus longtemps possible.

➢ Soit émettre ses pensées à l'ensemble de ses cellules. Pour cela il s'agit de se mettre au calme et de ressentir son corps, sa composition cellulaire, de visualiser les milliards de cellules qui le composent.

Dans les deux cas, cela fonctionnera car toutes les cellules sont interconnectées.

Vous pouvez tout aussi bien simplement envoyer un message général d'amour, tel que « Je vous aime » et les remercier de ce qu'elles font au quotidien. Ou vous pouvez au contraire être bien plus précis : « Mes chères cellules, on se couche tard ce soir mais on doit se lever très tôt demain matin. Je vous demande donc de faire en sorte qu'on se lève en pleine forme et bien reposé demain. »

Parler à vos cellules va vous apprendre à vous aimer un peu plus et doit devenir une nouvelle manière de fonctionner. Si vous comprenez que chacune de vos cellules est une unité intelligente à part entière et que vous leur apportez ce dont elles ont besoin, alors elles feront en sorte de garder votre corps en bonne santé, sur le plan physique, sur le plan moral, et sur le plan de l'esprit.

LE REGARD DES AUTRES

De nombreuses personnes ont tendance à se juger elles-mêmes et à avoir peur du jugement des autres. Cela peut aller du simple fait de danser comme on le souhaite sur la piste de danse à notre façon de nous habiller, ou simplement de notre apparence physique. Le regard des autres, cette peur du jugement altère peu à peu notre estime de soi et notre confiance en nos capacités. À terme, le risque est de ne plus rien faire sans se poser constamment la question si je vais être aimé et accepté. Ce masque fonctionne en apparence, mais laisse toujours un vide intérieur de ne pas être soi-même, un vide que le retour des autres ne peut combler.

> « *Les relations sont sûrement le miroir dans lequel on se découvre soi-même.* »
> Jiddu Krishnamurti

Il faut garder à l'esprit que les autres jugent autant que nous jugeons. Lorsque l'on rencontre quelqu'un, on émet un jugement positif ou négatif, un apriori sur sa manière de parler, sa façon de s'habiller, sur son apparence physique. Il faut donc accepter que les autres en fassent autant pour nous-même.

Plus on veut contrôler ce que les gens pensent de nous, plus cela va prendre de la place dans notre vie, et moins nous pourrons être nous-même. Il ne sert à rien de vouloir plaire à tout le monde, on risque d'y perdre son identité. Le plus important est d'être bien dans son corps et dans sa tête, et si vous décidez de changer, cela doit être avant tout pour vous-même.

Un point important pour ne plus ressentir le poids du regard des autres et d'arriver à se définir soi-même au quotidien, à savoir qui on est. Si je ne le sais pas, si je ne connais pas mes valeurs, mes qualités, mes compétences, les autres me colleront une étiquette que j'accepterai comme telle. Si je me définis comme étant quelqu'un de bien, pas besoin d'attendre la validation des autres.

L'important n'est pas d'être le meilleur mais de donner le meilleur de soi, de ne plus faire les choses pour obtenir mais pour devenir soi. Cela permettra de bâtir sa vie et son identité au quotidien.

PARTIE PRATIQUE

SEMAINE 1 JOURNÉE TYPE

> « *Il ne faut pas changer ou alors il faut que le changement soit* devenu une habitude »

François Mitterrand

C'est exactement ce que je vous propose dans les prochaines semaines, et même au-delà.

Les nouvelles expériences créent de nouvelles connexions neuronales et offrent une nouvelle vision du monde, de votre monde.

Vous allez découvrir une journée type de la méthode avec trois techniques particulières pour mettre en place de nouvelles habitudes et de nouvelles structures au niveau physique et mental de façon simple :

➢ La cohérence cardiaque du matin
➢ La cohérence cardiaque du soir
➢ Le carnet des réussites quotidiennes

Rappel de ces trois techniques évoquées dans le chapitre :
« Les secrets bien-être de la méthode ».

La cohérence cardiaque du matin

La cohérence cardiaque du matin est accompagnée sur l'inspire de l'affirmation suivante :

« Je ne mange pas pour me remplir mais seulement pour fournir à mon corps le carburant nécessaire ». Et sur l'expire vous imaginez que cette affirmation se diffuse dans toutes vos cellules.

Cette autosuggestion doit vous permettre de vous reprogrammer vers des quantités raisonnables en période d'alimentation.

La cohérence cardiaque du soir

La cohérence cardiaque du soir doit vous amener vers un endormissement paisible, tout en douceur. Elle permet de stimuler l'épiphyse ou glande pinéale pour sécréter la mélatonine, dite « hormone du sommeil ».

À l'inspire, on imagine l'air entrer, se transformer en lumière douce et blanche et se diriger vers le centre du cerveau.

À l'expire, on visualise le crâne se remplir de cette douce lumière.

Cette pratique peut vous permettre de vous endormir plus facilement si vous avez des difficultés. Il se peut que ce rituel ne soit plus utile au bout de quelques temps.

Le carnet des réussites quotidiennes

Il est important de croire en soi et en sa réussite, en ce que vous avez décidé de réaliser, en ce que vous désirez. Ce n'est pas toujours naturel, nous avons plutôt tendance à nous dévaloriser. Cultiver une attitude positive au quotidien favorise la perception bienveillante que vous avez de vous-même. Le moyen le plus simple est de prendre l'habitude de porter votre attention sur toutes les choses qui vous amènent de la joie, du bien-être et de la satisfaction. Remarquez toutes ces situations positives que vous vivez au quotidien : plus vous prenez l'habitude de vous focaliser sur des petites victoires personnelles et plus il est facile et agréable d'augmenter la confiance et l'estime de soi.

Pour cela, il vous faut l'inscrire chaque jour dans un carnet : des petits succès, des actions réussies que vous avez connues et reconnues tout au long de la journée.

En ce qui concerne la méthode, ce sera de ne pas avoir craqué sur une deuxième part de gâteau parce que vous avez compris qu'une seule participait déjà largement à votre bonheur.

Certaines personnes inscrivent dans leur carnet au moment même où ils ont leur succès du jour, alors que d'autres attendent le soir pour faire un récapitulatif de la journée.

Passons maintenant à la pratique. Voici les deux périodes de la journée type dans le détail. Il vous suffit de suivre tranquillement le planning de la journée même si certaines pratiques peuvent vous sembler un peu étranges, mais elles font partie de la bienveillance que l'on se doit à soi-même.

Période de jeûne

1. Au réveil. Vous vous placez devant le miroir de la salle de bain, vous arborez votre plus beau sourire et vous vous dites que vous vous aimez très fort tel que vous êtes ! Ça commence toujours comme ça une journée *Fasting* !

2. Vous vous hydratez (normalement vous n'avez pas bu depuis plusieurs heures). L'idéal est un grand verre d'eau sinon la boisson de votre choix, à partir du moment où elle n'est pas sucrée bien sûr.

3. Trois à cinq minutes de cohérence cardiaque du matin avec l'affirmation suivante « Aujourd'hui je ne mange pas pour me remplir mais seulement pour fournir à mon corps le carburant nécessaire ».

4. Vous vous souhaitez une excellente journée et vous n'oubliez pas votre bouteille d'eau pour vous hydrater régulièrement.

Période d'alimentation

1. À partir de midi, vous déjeunez normalement

2. Vous goûtez si vous avez le temps : un fruit et une boisson (vers 16h, 17h)
3. Vous dînez normalement (vers 19h, 20h)

Vous remplissez votre carnet des succès du jour.

Avant de vous endormir :

➢ Vous vous souhaitez une bonne nuit réparatrice
➢ Vous remerciez la vie pour cette belle journée
➢ Vous pratiquez la cohérence cardiaque du soir.

SEMAINE 2 JOURNÉE TYPE

Nous voilà dans la deuxième semaine, vous allez découvrir cette fois-ci comment manger moins tout en étant aussi bien rassasié que d'habitude, mais surtout en mangeant en conscience.

Tout est une histoire de conscience, il faut commencer à lâcher les automatismes qui nous font vivre comme des robots et non plus comme des êtres humains doués de conscience.

L'exercice de la bouchée en pleine conscience

Cet exercice vous permet de développer vos sensations. Imaginez que n'avez jamais vu cet aliment, vous ne savez pas ce que cela peut bien être. Regardez-le, tournez autour, observez sa couleur, sa forme, sa texture. Touchez-le, sentez-le. Écoutez ce que votre esprit en dit, écoutez les sons qu'il produit. Maintenant, fermez les yeux et portez-le à vos lèvres. Posez-le sur votre langue et expérimentez comment vous pouvez le sentir, sa présence dans votre bouche. Tenez-le entre vos dents et, quand vous serez prêt, vous pourrez mâcher ou croquer dedans. Voyez comment la saveur envahit votre bouche, comment votre cerveau accueille cette sensation. Mâchez, profitez. Au moment de l'avaler, essayez de suivre son chemin jusqu'à l'estomac.

Tout cela pour une seule bouchée ? Et oui...

Ainsi vous pouvez commencer à manger en pleine conscience. Vous n'avez alors plus à manger autant qu'avant et vous appréciez beaucoup plus votre nourriture. Vous pouvez maintenant être à l'écoute de votre corps pour savoir quand vous avez assez mangé.

Passons maintenant à l'action pour cette semaine. Voici les deux périodes de la journée type dans le détail. Vous savez maintenant qu'il vous suffit de suivre tranquillement le planning de la journée. J'espère que vous vous êtes habitué à ces pratiques un peu étranges qui augmentent la bienveillance que l'on se doit à soi-même.

Période de jeûne

1. Au réveil. Vous vous placez devant le miroir de la salle de bain, vous arborez votre plus beau sourire et vous vous dites que vous vous aimez très fort tel que vous êtes.

2. Vous devez vous hydratez. L'idéal est un grand verre d'eau sinon la boisson de votre choix, à partir du moment où elle n'est pas sucrée bien sûr.

3. Trois à cinq minutes de cohérence cardiaque du matin avec l'affirmation suivante « Aujourd'hui je ne mange pas pour me remplir mais seulement pour fournir à mon corps le carburant nécessaire ».

4. Vous vous souhaitez une excellente journée et vous n'oubliez pas votre bouteille d'eau pour vous hydrater régulièrement.

Période d'alimentation

1. À partir de midi, vous déjeunez normalement **et vous commencez l'exercice de la bouchée en pleine conscience**. Il n'est pas nécessaire de le faire tout le long du repas, mais au moment d'une nouvelle saveur, d'un nouvel aliment ou quand cela vous fait plaisir.

2. Vous goûtez si vous avez le temps : un fruit et une boisson (vers 16h, 17h)

3. Vous dînez normalement (vers 19h, 20h) **et vous commencez l'exercice de la bouchée en pleine conscience**, pas tout le repas mais commencez à apprécier, savourer et surtout prendre du plaisir.

Vous remplissez votre carnet des succès du jour.

Avant de vous endormir :

➢ Vous vous souhaitez une bonne nuit réparatrice
➢ Vous remerciez la vie pour cette belle journée
➢ Vous pratiquez la cohérence cardiaque du soir.

SEMAINE 3 JOURNÉE TYPE

> « Les portes du changement ne peuvent s'ouvrir que de l'intérieur »
> Jacques SALOME

Vous l'avez bien compris, le changement ne peut venir que de vous. Rien ne change si vous continuez à être et à faire comme d'habitude.

Cette semaine, en plus de tout ce que l'on a déjà vu et commencé à acquérir comme techniques et habitudes, Vous allez voir, si vous ne faites pas de sport, comment se muscler, s'assouplir et renforcer le corps en faisant un exercice de yoga simple et rapide en 10 minutes maximum : **la salutation au soleil**.

C'est parti pour la troisième semaine. Vous devriez maintenant être plus calme, détecter, apprécier et noter tous les succès et réussites de chaque journée, ainsi que manger plus lentement avec plus de plaisir et une conscience plus affutée. Vous allez pouvoir, si vous ne pratiquez pas de sport régulièrement, renforcer votre physique pour être plus en forme au quotidien.

Période de jeûne

1. Au réveil. Vous vous placez devant le miroir de la salle de bain, vous arborez votre plus beau sourire et vous vous dites que vous vous aimez très fort tel que vous êtes.

2. Vous devez vous hydratez. L'idéal est un grand verre d'eau sinon la boisson de votre choix, à partir du moment où elle n'est pas sucrée bien sûr.

3. **La salutation au soleil** : c'est un réveil musculaire qui vous met en forme pour la journée.

4. Trois à cinq minutes de cohérence cardiaque du matin avec l'affirmation suivante « Aujourd'hui je ne mange pas pour me remplir mais seulement pour fournir à mon corps le carburant nécessaire ».

5. Vous vous souhaitez une excellente journée et vous n'oubliez pas votre bouteille d'eau pour vous hydrater régulièrement.

Période d'alimentation

1. À partir de midi, vous déjeunez normalement et vous commencez l'exercice de la bouchée en pleine conscience. Il n'est pas nécessaire de le faire tout le long du repas, mais

au moment d'une nouvelle saveur, d'un nouvel aliment ou quand cela vous fait plaisir.

2. Vous goûtez si vous avez le temps : un fruit et une boisson (vers 16h, 17h)

3. Vous dînez normalement (vers 19h, 20h) et vous commencez l'exercice de la bouchée en pleine conscience, pas tout le repas mais commencez à apprécier, savourer et surtout prendre du plaisir.

Vous remplissez votre carnet des succès du jour.

Avant de vous endormir :

➢ Vous vous souhaitez une bonne nuit réparatrice
➢ Vous remerciez la vie pour cette belle journée
➢ Vous pratiquez la cohérence cardiaque du soir.

SEMAINE 4 JOURNÉE TYPE

> *« Personne ne réussit sans efforts. Le contrôle de l'esprit n'est pas acquis en naissant. Ceux qui réussissent doivent leur succès à leur persévérance ».*
>
> Ramana Maharshi

Avec l'entraînement que vous avez maintenant, en plus de tout ce que l'on a déjà vu et commencé à acquérir comme techniques, habitudes, notifications de vos réussites quotidiennes, renforcement musculaire, souplesse et étirements, vous devriez être suffisamment en forme pour un dernier challenge.

Pour cette semaine, je vous propose d'aller encore plus loin dans l'aventure et la découverte de nouvelles sensations.

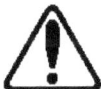

Il est important de noter que cette étape n'est pas obligatoire, et elle ne doit être tentée que si vous vous en sentez capable.

Pendant au moins quatre jours, ou plus si vous le sentez, vous allez passer au régime du guerrier. Ce n'est rien de plus qu'un repas de moins remplacé par une initiation à la nourriture énergétique.

C'est parti pour la quatrième semaine. Vous devriez maintenant être encore plus calme, être capable de mieux détecter, mieux apprécier, et de noter automatiquement tous les succès et réussites de chaque journée, de manger avec encore plus de plaisir et de conscience.

Pour rappel, voici d'abord la cohérence cardiaque du midi en détail.

La cohérence cardiaque du midi

La cohérence cardiaque du midi (uniquement pour le *Fasting* 20/4) est une respiration énergétique. Elle doit aider à se passer facilement du repas de midi.

À l'inspire, on visualise l'air entrer dans les poumons, se transformer en lumière solaire et remplir sa poitrine (cela s'avère plus facile au soleil).

À l'expire, on imagine cette énergie lumineuse se diffuser dans tout le corps jusqu'à irradier toutes les cellules. On visualise son corps devenir de plus en plus lumineux au fur et à mesure des respirations.

Si tout se passe bien, vous devez sentir votre corps se remplir peu à peu de chaleur.

C'est parti pour la semaine 4, la semaine des guerriers !

Période de jeûne

1. Au réveil. Vous vous placez devant le miroir de la salle de bain, vous arborez votre plus beau sourire et vous vous dites que vous vous aimez très fort tel que vous êtes.

2. Vous devez vous hydratez. L'idéal est un grand verre d'eau sinon la boisson de votre choix, à partir du moment où elle n'est pas sucrée bien sûr.

3. La salutation au soleil : c'est un réveil musculaire qui vous met en forme pour la journée.

4. Trois à cinq minutes de cohérence cardiaque du matin avec l'affirmation suivante « Aujourd'hui je ne mange pas pour me remplir

mais seulement pour fournir à mon corps le carburant nécessaire ».

5. Vous vous souhaitez une excellente journée et vous n'oubliez pas votre bouteille d'eau pour vous hydrater régulièrement.

6. À midi, vous êtes dans un endroit calme, une musique de relaxation dans les oreilles, et **vous commencez votre cohérence cardiaque du midi** jusqu'au moment où vous vous sentez rassasié.

Période d'alimentation

1. Vous goûtez si vous avez le temps : un fruit et une boisson (vers 16h, 17h)

2. Vous dînez normalement (vers 19h, 20h) et vous commencez l'exercice de la bouchée en pleine conscience, pas tout le repas mais commencez à apprécier, savourer et surtout prendre du plaisir.

Vous remplissez votre carnet des succès du jour.

Avant de vous endormir :

- ➤ Vous vous souhaitez une bonne nuit réparatrice
- ➤ Vous remerciez la vie pour cette belle journée
- ➤ Vous pratiquez la cohérence cardiaque du soir.

LE JEÛNE INTERMITTENT SEC

Avant tout, je tiens à préciser une chose, le corps n'a pas besoin de beaucoup d'eau (attention ! là je vais bousculer les croyances de beaucoup de personnes) si l'on mange des fruits, des légumes en quantité et pas trop salé.

Or, lorsque l'on jeûne, finalement, il est important de diminuer l'eau. En diminuant l'eau on diminue l'activité de nos reins. Ils peuvent ainsi se reposer eux aussi. Une étude a démontré que le jeûne sec n'était pas du tout dangereux pour les reins. Au contraire, lors d'un jeûne sec d'une dizaine de personnes, il a été démontré que la fonction rénale avait été considérablement améliorée, c'est-à-dire que les reins éliminaient beaucoup mieux après le jeûne sec.

Un jeûne sec a les mêmes vertus que le jeûne à l'eau sauf que ses effets sont beaucoup plus rapides, plus puissants et plus profonds. Un jour de jeûne sec équivaut à 3 jours de jeûne hydrique.

EXPLICATION

Lorsque le corps n'est pas ravitaillé en eau, il va aller la chercher dans les réserves de graisses. Le phénomène de la lipolyse (destruction des graisses) s'enclenche. C'est-à-dire que les graisses vont être transformées en partie en eau (100 gr de graisse équivaut à peu près à 110 gr d'eau). Après un jour de jeûne sec, le corps entre déjà en autophagie, ce qui signifie qu'il s'auto-alimente. Si l'on boit pendant la période de jeûne, ce phénomène s'observe à partir du troisième jour. En étant en autophagie, le corps produit plus rapidement des corps cétoniques (signal de transformation des graisses du corps). Les corps cétoniques sont de la nourriture pour le cerveau. Donc après un jour de jeûne sec on observe déjà :

- Une diminution des graisses, on sèche.
- Le métabolisme est plus rapidement élevé.
- Une régénération plus rapide du système nerveux central.
- Le taux de sucre et de cholestérol se régule rapidement.

En résumé, si vous voulez donner plus d'efficacité à la méthode et si et seulement si vous vous sentez de le faire, je vous conseille d'éviter de boire pendant la période de jeûne.

Ce sera une expérience de plus à mettre dans votre panoplie de jeûneur.

L'AUTOPHAGIE

Les cellules du corps se décomposent constamment et recyclent ensuite leurs propres déchets. En 2016, le docteur Yoshinori Ohsumi a reçu le prix Nobel de médecine pour ses recherches sur ce processus appelé autophagie. La plupart des tissus du corps remplace régulièrement leurs cellules par de nouvelles. Le corps se débarrasse des cellules mortes par le processus d'autophagie ou auto-alimentation. Le Dr Christian DE DUVE un biochimiste belge a découvert l'autophagie et il a reçu le prix Nobel de physiologie ou médecine en 1974. On découvre plus tard les lysosomes qui contiennent des enzymes digestives. Ces lysosomes consomment des tissus usés ou morts, des particules alimentaires, des bactéries, des virus et autres déchets qui s'accumulent dans les cellules. Tous ces déchets finissent en nouvelles cellules et en énergie. A l'aide des lysosomes, le corps peut décomposer différentes structures protéiques en acides aminés qui seront utilisées comme matériel de construction pour créer de nouvelles cellules. Il n'est donc pas besoin de protéines animales pour créer de nouvelles cellules. Les études montrent que le corps aurait quasiment la même quantité de protéines et de glucides dans le système digestif qu'il consomme des protéines animales ou non. Le corps peut utiliser ses propres protéines déjà stockés sous forme de cellules mortes et bactéries. Quand le système d'autophagie ne fonctionne pas bien, c'est-à-dire que les déchets s'accumulent beaucoup trop, on peut souffrir de diabète de type 2, de la maladie de parkinson ou toutes autres maladies du vieillissement. Le Dr OHSUMI a découvert que l'autophagie devient plus intense quand le corps est soumis à un certain stress comme celui qui provient du Jeûne, d'une restriction calorique ou d'une privation alimentaire. Il a utilisé ce type de stress pour encourager le corps à décomposer les cellules toxiques et à se débarrasser de toutes sortes de déchets. Quand on jeûne les cellules durent plus longtemps, produisent plus d'énergie et réduisent les inflammations corporelles. Si on limite les calories consommées le niveau d'oxide nitrique du corps augmente ce qui détoxifie et rajeuni le corps. En résumé, le jeûne intermittent permet au corps de s'auto-nettoyer.

L'APRÈS-*FASTING*

S i vous avez tout compris, il n'y a pas d'après-*Fasting*. Il y a le nouveau quotidien et les plaisirs que vous pouvez largement vous offrir maintenant sans reprise de poids.

Si vous avez réussi à prendre de bonnes habitudes, celles qui sont dans ce guide ou d'autres que vous avez déterminées vous-même, il vous faudra probablement encore quelques semaines pour bien ancrer la méthode. Mais ensuite, si les automatismes sont là, ce ne sera que du bonheur.

Si vous voulez aller encore un peu plus loin, vous pouvez revoir la semaine 4 pour tout le mois, ou connaître les bienfaits de 24 heures ou 36 heures de jeûne. Vous avez maintenant les principales clés de votre santé et de votre longévité en main.

Le système est en place, il ne vous reste plus qu'à garder le cap le plus naturellement du monde :

✓ Vous faire plaisir dans la dégustation des aliments, et apprécier leur saveur

- ✓ Ressentir le bien-être d'une cohérence cardiaque
- ✓ Changer les anciennes habitudes qui ne vous correspondent plus
- ✓ Discuter de temps à autres avec vos cellules
- ✓ Pratiquer du yoga ou toute autre discipline énergétique

Et n'oubliez pas, régalez-vous, appréciez, dégustez ! Manger doit rester un plaisir et un de nos plus grands bonheurs.

Remerciez-vous tous les jours de ce que vous faites pour vous.

La gratitude, la bienveillance et l'amour envers soi-même sont les plus grands générateurs d'énergie vitale que vous pourrez trouver.

TÉMOIGNAGE

« *Après l'avoir vu essayer le Fasting sur lui-même, je l'ai vu fondre en peu de temps sans le voir extenué par un quelconque régime. Après avoir communiqué avec lui et après un temps de réflexion, j'ai décidé d'acheter son livre et d'appliquer sa méthode pendant 1 mois au pied de la lettre en augmentant mon apport en eau et en gardant uniquement les repas du soir habituels en famille.*

Quelle ne fut pas ma surprise en observant les changements radicaux sur plusieurs aspects de ma personne. En effet j'ai pu noter rapidement des améliorations non seulement physiquement, due à la perte de poids (graisse) (ex: performance en VTT augmentée très largement) mais aussi une lucidité intellectuelle, une énergie débordante tout au long de la journée, mais aussi un sommeil plus court mais au combien plus réparateur au vu du réveil si facile qui auparavant était si difficile...

Bref pour faire taire ce mélange de commentaires tour-à-tour, moqueur, jaloux, effrayé, et j'en passe, j'ai pris rendez-vous après un mois de "Fasting" chez mon médecin traitant pour un diagnostic physique excellent et une analyse de sang qui n'a révélé aucune carence et surtout tous les "voyants" au vert !!

Finalement, je continue d'appliquer ce mode d'alimentation cinq jour sur sept, et ma sempiternelle reprise de poids d'après régime n'existe plus !

Bref je vous laisse le plaisir d'en découvrir tous les bienfaits et remercie encore Thierry Robin ! »

Éric C, 37 ans et 1m70, 79 kilos avant *FASTING* et 68 kilos après un mois.

DÉJÀ PUBLIÉ

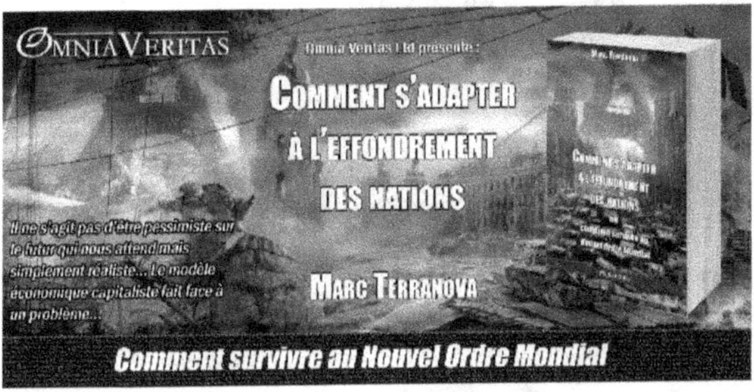
OMNIA VERITAS
Omnia Veritas Ltd présente :
COMMENT S'ADAPTER À L'EFFONDREMENT DES NATIONS
Il ne s'agit pas d'être pessimiste sur le futur qui nous attend mais simplement réaliste... Le modèle économique capitaliste fait face à un problème...
MARC TERRANOVA
Comment survivre au Nouvel Ordre Mondial

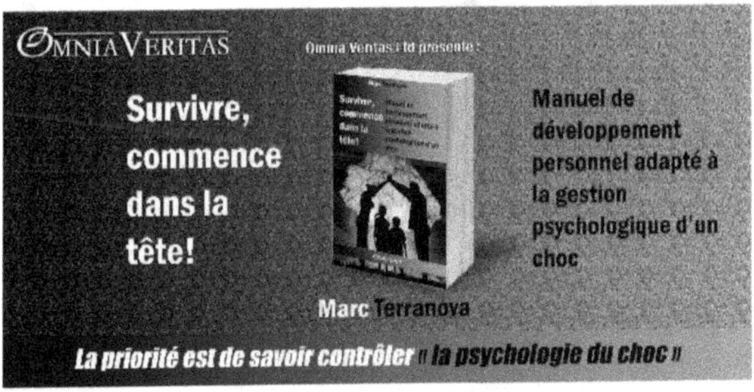
OMNIA VERITAS
Omnia Veritas Ltd présente :
Survivre, commence dans la tête!
Manuel de développement personnel adapté à la gestion psychologique d'un choc
Marc Terranova
La priorité est de savoir contrôler « la psychologie du choc »

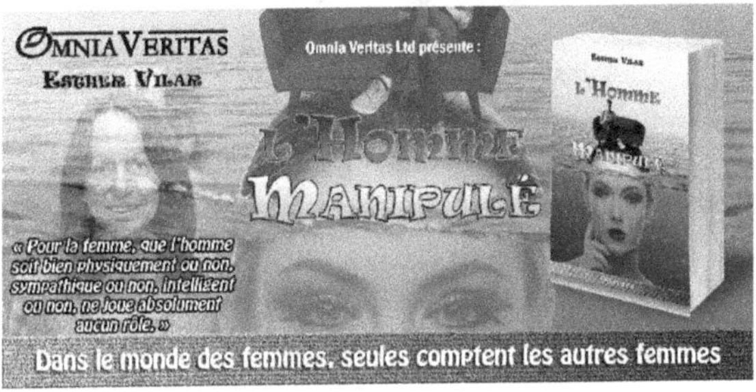
OMNIA VERITAS
ESTHER VILAR
Omnia Veritas Ltd présente :
L'HOMME MANIPULÉ
« Pour la femme, que l'homme soit bien physiquement ou non, sympathique ou non, intelligent ou non, ne joue absolument aucun rôle. »
Dans le monde des femmes, seules comptent les autres femmes

OMNIA VERITAS LTD PRÉSENTE :
GEORGES VERMARD
ORION
II
LA CONNAISSANCE PERDUE

« De célestes agencements où certains arcs du ciel nous révèlent une vérité divergente de celle qu'il nous est coutume de considérer. »

Les preuves patentes d'une spiritualité numérique à l'origine du monde

OMNIA VERITAS LTD PRÉSENTE :
GEORGES VERMARD
ORION
III
LE PRINCIPE CRÉATEUR

« La science cachée des hiérarques Égyptiens, l'ancienneté des pyramides et la sublimité de leur message. »

Modifiant radicalement notre vision du passé, cet ouvrage nous donne un aperçu du futur

OMNIA VERITAS LTD PRÉSENTE :
LA RAISON D'ÊTRE

GEORGES VERMARD

« Comment ces découvertes pourraient-elles avoir autant d'influence, alors même qu'il ne s'est jamais question se soit intéressé de plus souvent à titre de curiosité à caractère évasif. »

Une plongée dans cette quête des découvertes occultées à l'humanité

OMNIA VERITAS

OMNIA VERITAS LTD PRÉSENTE :

LE GRAND ŒUVRE UNIVERSEL

GEORGES VERMARD

«Sous les oripeaux de l'histoire du monde se dissimule le corps parfait de l'authenticité ses qualités sont telles, qu'elles remettent en cause certaine découverte de notre science expérimentale pour imposer une science universelle »

Une quête d'un demi-siècle à la recherche d'une vérité perdue

OMNIA VERITAS

OMNIA VERITAS LTD PRÉSENTE :

OMÉGA-ALPHA

GEORGES VERMARD

Les plus grands mystères ont toujours plané sur quelques mots du vocabulaire : L'Être, Infini, Esprit, Vie, Mort...»

la voie Spirituelle du Troisième Millénaire

le réel se fond en l'irréel et l'infiniment petit en l'infiniment grand...

OMNIA VERITAS

OMNIA VERITAS LTD PRÉSENTE :

GEORGES VERMARD

La Tradition Hermétique I

HÉRI-TEP

Roman Initiatique

Ces révélations devraient logiquement aider à une prise de conscience

OMNIA VERITAS — OMNIA VERITAS LTD PRÉSENTE
GEORGES VERMARD
La Tradition Hermétique II
L'OUR'MA
Roman Initiatique
L'ambivalence craintive des supputations humaines...

OMNIA VERITAS — OMNIA VERITAS LTD PRÉSENTE
GEORGES VERMARD
La Tradition Hermétique III
MAÂT L'INITIATRICE
Roman Initiatique
Analyser ces grondements alarmistes qui nous viennent du fond...

OMNIA VERITAS — Omnia Veritas Ltd présente
La Trilogie des Origines
I
LE GRAND CATACLYSME
ALBERT SLOSMAN
La narration de l'histoire des Ancêtres des premiers Pharaons...

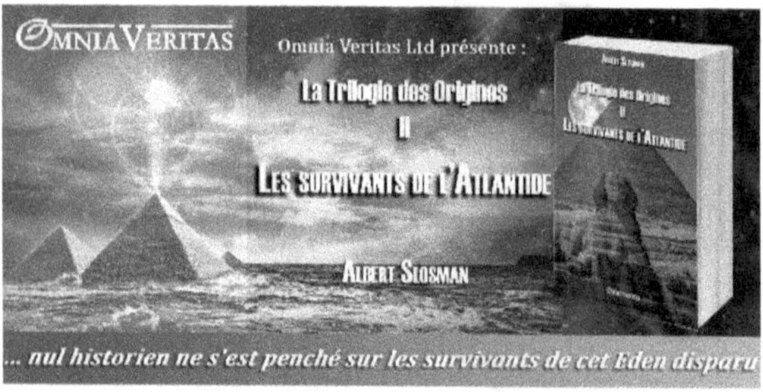

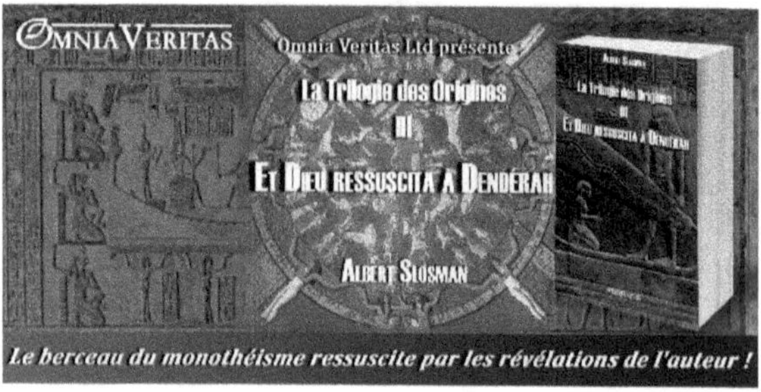

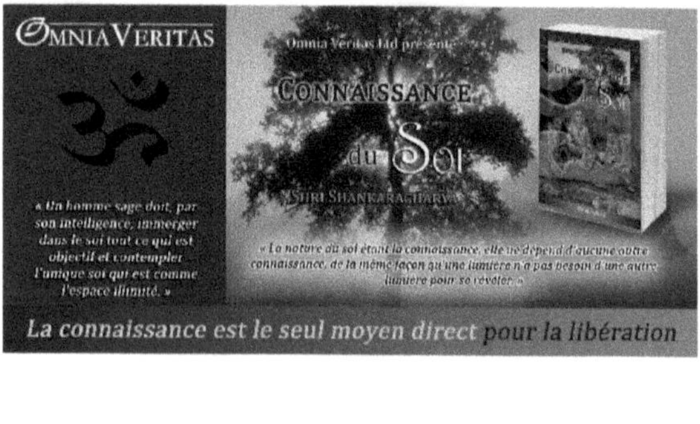

www.ingramcontent.com/pod-product-compliance
Lightning Source LLC
Chambersburg PA
CBHW052222270326
41931CB00011B/2447